Câncer e Vida

Da mesma autora de: *Câncer e Família*

Antonieta de Castro Sá

Câncer e Vida

Lachâtre

Instituto Lachâtre

Caixa Postal 164 – CEP 12914-970
Bragança Paulista – SP
Telefone: (11) 5301-9695
Site: www.lachatre.org.br
E-mail: editora@lachatre.org.br

Capa

Andrei Polessi

3ª edição – Abril de 2012

Revisão: Darcy Aparecida Montes Naked

Impresso no Brasil
Presita en Brazilo

CIP-Brasil. Catalogação na fonte

Sá, Antonieta de Castro
Câncer e vida / Antonieta de Castro Sá. São Paulo, SP: Lachâtre, 2012.

168 p.
ISBN 978-85-65518-06-2

1.Autoajuda. 2.Câncer. 3.Oncologia. I.Título. II.Bibliografia.

CDD 158.12 CDU 159.96
614.5999.9 615.854

Este livro é uma expressão de agradecimento a Deus, por Sua infinita bondade, por eu estar viva e poder ser útil.

Agradeço também (*in memoriam*) o estímulo a mim deixado pelas amigas Ely e Diana, embora o câncer as tenha levado.

Mas dedico o que aqui está aos doentes de câncer de ontem, hoje e amanhã, especialmente aos que se sentem sozinhos, onde quer que estejam.

Com muito amor.

SUMÁRIO

APRESENTAÇÃO

DO OUTRO LADO DO ESPELHO

Hay que endurecerse,
pero sin perder la ternura jamás.[1]

Como motivar o paciente a se envolver e persistir em um tratamento, se o mesmo está coberto por uma nuvem de incertezas e se o fantasma da morte lhe chega bastante perto? Mais ainda, como lhe mostrar a realidade deste tratamento, muitas vezes doloroso, mutilante, que pode ser fadado ao insucesso, sem perder o horizonte dos sentimentos que ele manifesta?

Difíceis respostas podemos esperar, ainda mais se pensarmos no caso específico de uma paciente que trabalha na área da saúde, tem um marido médico, acometido de doença incapacitante, o que deu a ela a responsabilidade de conduzir a família e, portanto, já bastante sofrida pelo desgaste que este quadro lhe impõe.

Pois foram nestas circunstâncias que conheci Antonieta. Chegou até mim encaminhada por um colega e amigo, médico seu de longa data, que inclusive a auxiliara no nascimento de seu único filho.

---

[1] A frase acima, de autoria de Ernesto Guevara de la Serna, o 'Che', tão cara a muitos idealistas em nosso país, bem poderia ser o lema seguido por nós, médicos, pois, apesar dos imensos avanços e recursos tecnológicos disponíveis, temos que conviver no dia-a-dia com seres humanos e moléstias que ainda lhes são assustadoras. Não é à toa que alguns nos consideram frios, tratadores de doenças e não de doentes.

Conhecedor de sua situação familiar, de seu *status* de 'chefe-da-casa', imposto pela doença do marido e pelas limitações financeiras decorrentes disto, ao perceber que algo de anormal surgira em sua mama, o colega ginecologista sugeriu-lhe a possibilidade de buscar atendimento no serviço público, ao qual ela tinha direito. Foi assim que Antonieta chegou ao Hospital do Servidor Público Estadual de São Paulo, onde atuo, no Setor de Mastologia.

Os anos de trabalho como especialista nesta área me deram a convicção de que, por mais dolorosa que seja a verdade, é com honestidade e clareza que devemos tratar os pacientes. Não se pode pretender um envolvimento completo naquilo que se pretende atacar, se não soubermos ao certo com o que estaremos lidando. Este princípio tem me orientado no modo de informar-lhes as possibilidades de diagnóstico e as opções de tratamento disponíveis.

E não teria sido diferente com Antonieta, sobretudo ao perceber que uma informação crua não a contentaria. Havia sido identificado um problema em uma de suas mamas e, apesar deste ter sido o motivo de sua vinda até mim, terminamos por nos preocupar antes com a outra, que mais chamou minha atenção.

Ela me questionou sobre todas as opções, de diagnóstico e tratamento a prognósticos; sobre estes, logo de início, esclareci tratar-se muito mais de um exercício de futurologia.

Acrescentei-lhe ainda que prognósticos são baseados em dados estatísticos e que, ao darmos um tratamento estatístico a um evento singular, corremos o risco de entrar em generalizações, nem sempre benéficas. Além do mais, estatística é uma ciência investida de um certo grau de perversidade, pois nivela os fatos por baixo ou por cima, de acordo com as conveniências de quem a interpreta, de sua própria expectativa e da visão mais ou menos positiva que se tenha. De outro modo, como poderíamos afirmar, por exemplo, que a taxa de sucesso de um tratamento, ao redor dos 75%, poderia ser considerada boa? Muito boa, alguns diriam. Ou péssima, segundo outros, já que significaria perder-se um paciente a cada quatro.

A despeito desta ideia, contei-lhe sobre o bom prognóstico que poderia ter o seu quadro, em caso de confirmação do diagnóstico de câncer, com a possibilidade de enfrentarmos a mastectomia, ou seja, a retirada total da mama, cuja indicação compartilhamos e escolhemos, por representar uma probabilidade maior de cura, em seu caso.

Não tenho dúvida de que este é um dos pontos de maior temeridade em relação ao tratamento, significando a tão assustadora mutilação. Talvez porque não existam outras partes da anatomia feminina que estejam mais associadas à feminilidade do que as mamas: até mais do que os órgãos sexuais propriamente ditos, pois, ao contrário destes, elas compõem a silhueta característica da mulher, definem-lhe as formas e associam-se fortemente à maternidade.

O que dizer então da possibilidade dos tratamentos complementares? Quimioterapia, radioterapia e o que mais fosse necessário. Será que, de pronto, não teria vindo à mente de Antonieta a figura de um ser caquético, nauseado, despojado de sua cabeleira? Afinal, não é outra a imagem que se faz de casos semelhantes.

Isto poderia ter acontecido, é verdade, com estas cores sinistras ou até piores, não fosse um fato que desde o início se estabeleceu entre nós. Motivado por uma empatia muito forte, que de minha parte poderia ser confundida com afeto, compaixão quem sabe, pela situação da esposa de um colega já seriamente doente, deixei criar-se o embrião de uma sólida amizade, que persiste nos dias atuais, mas que foi, então, o alicerce de um estado de confiança quase absoluta, como pude testemunhar várias vezes, nas próprias palavras de Antonieta.

Pode parecer pouco, mas, na verdade, este relacionamento propiciou a completa aceitação de tudo aquilo que se considerou necessário ao tratamento. Até mesmo a segunda intervenção, como veremos adiante, ao invés de significar um revés, representou uma reafirmação em sua força de viver e foi enfrentada com uma naturalidade inesperada e incomum.

Todavia, dizer que tudo foi vivido na mais pura racionalidade e frieza seria subestimar os sentimentos humanos e negligenciar a ternura. Por mais de uma vez, percebi, nos olhos de Antonieta, um brilho mais intenso, e não porque ela estivesse radiante. Ao contrário, eu os vi mareados de lágrimas, que, num dado momento, notei, não eram derramadas por ela mesma, mas pelo filho adolescente, ao qual ela queria ver crescer.

Aquele garoto de calças curtas, que aos doze anos a acompanhava em algumas consultas, cresceu e mostrou que amadurecimento não vem apenas com a idade. Hoje, Mário Antônio é homem feito e, por seu apoio afetivo, quase o único apoio familiar que a mãe teve, erigiu-se um dos pilares que também pode explicar o êxito deste tratamento.

Retornando um pouco, foi no meio daquele turbilhão de inesperadas e más notícias que se deu a primeira cirurgia, poucos dias após a entrada do ano de 1998. Excetuando-se alguns contratempos próprios dos serviços públicos, tudo correu como o esperado. O resultado, no meu modo de ver, foi um sucesso, com o que Antonieta concordou, pois, a despeito de ter-lhe sido retirada a mama, verificamos que não seriam necessárias nem a quimioterapia, nem a radioterapia. Creio que a sensação foi de alívio para ela, na perspectiva de poder continuar a criar seu filho.

O passar do tempo confirmava que a previsão inicial estava correta e o seguimento era satisfatório, no local onde ocorrera aquela cirurgia. Entretanto, a mama direita começou a nos preocupar, pela presença de alguns sinais radiológicos anormais.

A essa altura, Antonieta já era amiga da família. No lançamento de seu livro sobre adolescência, lá estávamos eu, minha esposa, Solange, e minha filha mais velha, Ana Luiza, na época com pouco mais de dois anos. Os conhecimentos de Antonieta sobre psicologia da infância nos ajudaram bastante no nascimento de nossa filha mais nova, Isabela, no princípio de 1999.

Naquele mesmo ano, o receio que tínhamos em relação à mama restante se concretizou na necessidade de uma nova biópsia, realizada em meados de 2000. O diagnóstico confirmou a expectativa negativa e a segunda mastectomia foi indicada.

Antonieta abateu-se uma vez mais, porém parecia ter boa força em suas reservas e logo se ergueu, pedindo que a cirurgia fosse realizada o quanto antes. Nem mesmo a radioterapia e a quimioterapia, que desta vez foram necessárias, esmoreceram-lhe a vontade de viver e de vencer a doença.

Talvez tenha sido estimulada pelo que já se passara, quando da primeira intervenção, talvez por Mário Antônio, pelo incentivo que eu mesmo lhe dava ou, quem sabe, também, por sua condição de profissional experiente em comportamento humano...

Foram tempos 'bicudos', de sofrimento, náuseas, vômitos, diarreias e perda dos cabelos, que, como eu lhe dizia, voltariam a crescer. Se chorou dessa vez, eu não vi ou não percebi. Lembro-me mais de seu sorriso... e do gorrinho, a cobrir-lhe a cabeça pelada.

O tempo tem testemunhado a seu favor e, apesar de mais grave que o primeiro, o seguimento do segundo tumor também se mostra muito bom.

Mais recentemente, à sensação de estar curada sobreveio a percepção de estar mutilada, de ter-lhe a doença roubado uma parte do corpo. Algumas pacientes ficam tão aliviadas pelo sentimento de cura que nem importância dão à perda. Mas não esta paciente.

Referindo-se às próteses externas que usava, como sendo sua 'falsidade', percebi que o desejo de ter de volta os seios havia aflorado nela.

Santos cirurgiões plásticos, que aí estão para atender estes desejos. A dois deles, dr. Arnaldo Corrêa de Barros e dr. Newton Zanetta, tive o privilégio de conhecer, no dia em que deram o passo inicial para devolver à Antonieta a feminilidade que a doença lhe furtara. Como? Com duas próteses habilmente colocadas sob a pele, que lhe restituíram, de modo bastante satisfatório, a silhueta original. O resultado foi tão bom que, repetindo o incentivo que lhe dei antes da reconstrução, Antonieta relutou, mas, recentemente, submeteu-se à segunda parte daquela plástica.

Oito anos já se vão desde a primeira e seis, da segunda mastectomia. As consultas hoje em dia estão mais espaçadas, duas vezes ao ano. Seus estados físico e emocional estão tão bons, que nem temos muito o que fazer nas ocasiões das consultas médicas propriamente ditas.

Mas ambos gostamos de trocar ideias, sobretudo a respeito de nossas atividades profissionais. Antonieta está sempre interessada nos progressos que a medicina atinge e eu também me interesso pelos estudos em que ela se envolveu sobre os componentes psicológicos do câncer, descritos neste mesmo livro, que, no meu entender, traz um relato privilegiado, pois nele estão entremeadas a sensibilidade da mulher à visão objetiva de uma profissional cuidadosa.

É inegável que o estilo emocional de cada um tem seu papel no conjunto das causas, como na evolução terapêutica desta doença, que quase sempre acarreta uma crise na vida das pessoas.

Quando tenho oportunidade de sugerir e os pacientes aceitam, a retaguarda psicológica os ajuda bastante, como a seus familiares, a saírem mais equilibrados, e não raro fortalecidos das vivências que o câncer lhes impõe.

Assim, atualmente, Antonieta e eu partilhamos nossos projetos de vida, em vários aspectos.

Quando soube que seria pai novamente, reparti minha alegria com ela, que ficou radiante, especialmente quando tivemos a certeza de que seria um menino. Era um desejo meu que ela já conhecia e que, num exercício de psicologia próprio de sua formação, sempre foi por ela abordado, de modo a evitar, de alguma forma, qualquer abalo na relação que tenho com minhas filhas.

Em nossas prosas e trocas de *e-mails*, descobrimos que temos pontos em comum na política, nas artes e na fé.

Não falamos quase nada sobre religião, afinal a sabedoria popular nos ensina que, assim como o futebol, este é um assunto a não se discutir. Mas falamos bastante sobre Deus e a fé que temos n'Ele, ainda que a professemos por caminhos distintos.

Não foram poucas as vezes em que conversamos sobre os benefícios que a fé em Deus traz à vida, independente de rótulos religiosos. A ciência, mesmo questionando frequentemente aspectos que envolvem o que não é palpável, já se curvou a esta evidência.

Para os que se curam, é a chance de enxergar um resgate de seu próprio caminho, como uma oportunidade de renascimento. Antonieta agarrou a sua. E Deus lhe concedeu um bis.

Dr. Renato Abreu Filho

PREFÁCIO

No meio do caminho tinha uma pedra.
Carlos Drummond de Andrade

Conheci a autora por meio de uma amiga que nos apresentou. Eu estava superintendente do Instituto de Assistência Médica do Servidor Público Estadual e ela, que se tratava no hospital, precisava realizar uma cirurgia reparadora e vinha me consultar sobre a possibilidade de outros médicos, não vinculados ao corpo clínico da Casa, ali realizarem o ato.

O livro de Antonieta fala sobre ter câncer e enfrentá-lo ou sobre sua experiência pessoal de como conviver com isto. Mas minha primeira observação é sobre a motivação da autora, que faz questão de compartilhá-lo com seus leitores, sejam eles pacientes ou profissionais, já que este livro traduz um gesto de solidariedade e, mais ainda, uma grande metáfora: "cada um de nós deve encontrar sua própria canção".

Minha segunda observação é sobre a coragem e a simplicidade pela qual a autora aborda o tema. Este não é um livro técnico, nem se pretende científico no campo da psicologia, embora ao longo de sua narrativa os conceitos pesquisados e utilizados o sejam, mas é, sobretudo, um exercício de reflexão sobre a trajetória e busca de um sentido para a existência humana, a partir da subjetividade, dos limites da emoção, da ciência e da arte.

A subjetividade já adquiriu, em nossos dias, o caráter mais pejorativo possível, aquele que diz que não devemos levá-la em consideração, pois, como o seu próprio significado diz, o que ela trata não é objetivo. Essa oposição nos leva a desconsiderar tudo aquilo que o sujeito fala, interpreta, dá vida. Desconsideramos o sujeito e o nosso olhar passa a se acostumar com objetos, mesmo que estes sejam seres humanos dotados de todos os atributos físicos, mentais e sociais.

A dor é objetiva ou subjetiva? Na medicina temos nos esquecido do sujeito, protagonista principal de sua vida, e chegamos até a duvidar dele, pois não podemos medir, quantificar, nem transformar em equações a dor que ele sente, ou, parafraseando Fernando Pessoa: "o paciente é um fingidor, finge tão completamente, que chega a fingir que é dor, a dor que deveras sente".

A fala do sujeito Antonieta nos comove e nos faz ver com grande objetividade como nossos profissionais e instituições estão distanciados de entender o paciente e, do ponto vista social, o cidadão: seus medos, fraquezas, valores e crenças, tanto quanto suas esperanças, fortalezas e possibilidades.

Sua narrativa sobre o hospital é exemplar para reforçar o movimento de "humanização da medicina", que somente adquire significado claro quando o sujeito/cidadão fala sobre o tema.

A medicina não nasceu ciência, e sim arte; seu mister é aliviar o sofrimento humano. O conhecimento científico é apenas um meio para este fim. Os comentários feitos por dr. Renato, médico da autora, na apresentação do livro, são perfeitos nesse sentido.

A fala do sujeito Antonieta trabalha o limite das emoções sobre a morte, este grande mistério, sobre relações familiares, a amizade, a sexualidade, a fé e todo um universo simbólico, embutido nas crenças, valores culturais e sociais.

Tudo isto acaba de certa forma desembocando na sua arte preferida, a poesia, pela importância que atribui à expressão das emoções e, talvez, porque o livro todo seja permeado de poesia.

Refletir sobre uma jornada difícil e principalmente "fazer sua canção de vida" são os grandes ensinamentos deste livro, ou ainda, segundo o poeta espanhol Antonio Machado, "caminhante, não existe caminho, se faz o caminho ao caminhar".

Dr. Nelson Ibañez

Soneto para minha gente

Se eu fosse um trem, garanto que eu seria
um trem daqueles velhos trens de outrora!
E na estação eu nunca chegaria,
senão depois de ter passado a hora.

O melhor da estação está na espera
do trem que vai passar e que atrasou.
Se eu fosse mesmo um trem (ah, quem me dera!)
eu seria esse trem que não passou...

Eu seria esse trem retardatário,
cheio de mansidão, trem sem horário,
que o povo espera sempre na estação,

numa alegria sempre renovada
de que esse trem lhe traga na chegada
um pouco de esperança ao coração.

Autor desconhecido
(encontrado num caderno de poesias de meu pai, já falecido)

Capítulo 1

Motivações

Quando não consigo ouvir as músicas de que gosto, sei que não estou bem e que algo grave me atingiu.

Durante três anos, deixei meus CDS se encherem de poeira; só ligava o rádio para ouvir notícias; não abri o piano no qual, com esforço, aprendi a tocar melodias queridas. Em raros momentos, detive-me atenta a alguma canção e, quando isso acontecia, só tristeza e saudade me ocorriam.

Sou uma mulher de cinquenta e sete anos, casada e mãe de um rapaz bem bacana, conforme a opinião geral; sou psicóloga e psicoterapeuta.

Certa tarde, estava eu atendendo um cliente, em uma sessão de terapia, quando o paciente cantarolou uma música de Chico Buarque, aliás, bem colocada no tema do trabalho, e eu caí em prantos – daqueles que não dá para disfarçar, porque as lágrimas saltam dos olhos. Foi o último verso de *João e Maria*: "O que é que a vida vai fazer de mim?" – o estímulo suficiente para meu descontrole.

Naturalmente, tratei de respirar fundo, enxugar o rosto e arriscar um comentário leve:

– Desculpe, mas, entre tantas coisas bonitas do Chico, você tinha que cantar a que mais me emociona?

E o rapaz saiu-se melhor do que eu, respondendo que, ao menos uma vez, a plateia chorou enquanto ele cantava.

Interpretações técnicas à parte, um verso bonito me levou a perder literalmente o controle das emoções diante de um paciente, depois de mais de vinte anos de trabalho clínico, embora houvesse razões de sobra que justificassem o incidente.

Eu passara pela extirpação completa de ambos os seios, em virtude de duplo câncer e estava sendo submetida a uma quimioterapia severa, o que, por si só, descompensa qualquer cristão.

Fora um longo, ameaçador e extenuante caminho para chegar até ali, de volta ao meu trabalho, após seis meses, e ouvir... "O que é que a vida vai fazer de mim?"

Dei-me conta, depois, de que todos nós – pacientes de câncer – sempre nos perguntaremos o que a vida vai fazer de nós, por mais convicção tenhamos, como eu tenho, de que Deus sabe o que faz e somos nós mesmos que delineamos e pintamos, por aqui, os nossos caminhos.

Sendo Ele o próprio amor, a mente humana tão rica e minha fé bem forte, hoje em dia sou capaz e até busco ouvir música, com alegria.

De fato, creio estar vivendo, agora, o privilégio de um renascimento, com clara lembrança dos anos vividos antes desses últimos e dos próprios, nos quais eu já poderia ter morrido.

Poucas experiências talvez nos motivem mais a preservar esta vida e a sermos úteis, do que a vivência de uma doença potencialmente letal.

Cresceu em importância, para mim, a convicção de que cada trecho difícil desta caminhada traz fatos necessários à nossa compreensão de algo maior, para um domínio melhor das linguagens do bem-viver.

São muitas as situações objetivas e subjetivas pelas quais passamos, quando uma doença grave nos atinge. E são muitas as emoções difíceis que temos de suportar e digerir para prosseguirmos, com boa qualidade de vida. Em meu caso, houve a expectativa dos exames; o momento da notícia ("você tem um câncer!"); as angústias da cirurgia; os tratamentos complementares; o ambiente hospitalar, com seus inevitáveis aborrecimentos; a convivência com a morte de pessoas estranhas e amigas que sofreram do mesmo mal; a recomposição mental de meu corpo de mulher sem os seios; e, ainda, a solidão na qual quase tudo isso foi vivido.

Nós sempre queremos acreditar que certos dramas nunca acontecerão conosco.

Paralelamente, a maioria dos profissionais que lidam com doenças graves, por razões compreensíveis, mas não justificáveis, evitam dar atenção às emoções das pessoas das quais cuidam, ao menos neste país.

Embora os hospitais contem com seus departamentos de psiquiatria, psicologia e de serviço social, sempre se alega que os técnicos são poucos para atender a toda a clientela. Isto é um detalhe no qual não vou me deter, por ora, mas abordarei a seu tempo: porque, depois de ter trabalhado durante quinze anos como psicóloga em dois hospitais públicos (e prisionais), sou alguém que sabe perfeitamente o que se pode fazer, quando se quer. Além disso, ninguém mais duvida da importância do aspecto emocional, nos variados tipos de câncer.

Os resultados daquelas negações são situações que só aumentam, com raras exceções, o sofrimento dos pacientes, em geral forçados a se conformar com algumas explicações sucintas sobre os procedimentos aos quais vão sendo submetidos e seus efeitos paralelos, físicos e psíquicos.

Não pretendo, em absoluto, desenvolver aqui um mero desabafo público.

Esta é, antes, a melhor expressão de solidariedade que sou capaz de oferecer aos doentes de câncer, que possam e queiram usá-la, cada qual a seu jeito – mas também há de ser uma ajuda para profissionais de saúde, que se proponham a prestar bons serviços e que não apenas estejam marcando pontos em alguma carreira.

Não são superficiais as vivências que tenho a transmitir, como não pode ser superficial qualquer tema associado a essa doença.

Mas eu permaneço viva aqui e certamente mais forte, porque estou reaprendendo a viver, depois de grandes conversas, muitas leituras, reflexões, vivências novas (algumas das quais preciosas) e, inclusive, com a própria elaboração deste livro.

Venho, com ele, trocar amor com quantas pessoas tiverem coragem para conhecer mais de perto possíveis brigas contra o câncer, e que enfrentam ou poderiam enfrentar a mesma luta.

A estrela

Vi uma estrela tão alta
Vi uma estrela tão fria!
Vi uma estrela luzindo,
Na minha vida vazia.

Era uma estrela tão alta!
Era uma estrela tão fria!
Era uma estrela sozinha
Luzindo no fim do dia.

Por que da sua distância
Para a minha companhia
Não baixava aquela estrela?
Por que tão alta luzia?

E ouvi-a na sombra funda
Responder que assim fazia
Para dar uma esperança
Mais triste ao fim de meu dia.

Manuel Bandeira

Capítulo 2

É câncer!

Um dia a gente visita o ginecologista para aquela avaliação costumeira, ele pede os exames de sempre e aparecem na mamografia "sinais de microcalcificações que devem ser pesquisados".

O médico se limita a comentar: "Parece que tem alguma coisa aqui, não estou certo, apalpando não se percebe claramente. Você vai procurar um mastologista, ele vai fazer uma biópsia e assim tiramos a dúvida. É um procedimento muito simples e depois você me procura de volta, com o resultado. Se houver algo importante, providenciaremos logo a cirurgia e tudo se resolve".

Foi indicado um mastologista de sua confiança e do hospital onde eu tenho direito aos atendimentos gerais e internações.

Acabando de completar quarenta e nove anos, eu fora àquela consulta em busca de orientação sobre menopausa, já que minhas menstruações estavam rareando e meu humor estava instável.

Saí do consultório com as mesmas dúvidas; ficou claro que não era prioritária a pesquisa de dosagem de hormônios. Era preciso esclarecer o que havia na mama direita, na qual a mamografia revelava microcalcificações.

De fato, eu saí daquela consulta com outras dúvidas, além das anteriores: de minha mama *esquerda* saía, às vezes, uma gotinha de sangue que deixava sua mancha na roupa – eu dissera isso ao médico, mas ele se concentrou no resultado do raio x, que nada acusava na mama esquerda.

Se era solicitada uma biópsia, estava claro que havia um risco de tumor: o que aconteceria comigo então? Quanto tempo demoraria para eu saber? Seria curável, se fosse câncer? Como seria se eu parasse de trabalhar para fazer exames ou cirurgia? Meu marido já não tinha condições de trabalho havia quatro anos, por causa de uma séria doença neurológica. Tudo em nossa casa dependia de mim.

Fui caminhando sozinha pela imensa calçada da avenida Faria Lima, em São Paulo. De tão desorientada com minhas dúvidas, esqueci onde havia estacionado meu carro.

Eu queria poder ler os pensamentos daquele médico que era inclusive um amigo, desde os tempos de faculdade. Por que, Deus, os médicos evitam, às vezes, nos revelar seus preciosos raciocínios que dizem respeito ao *nosso* corpo? Se imaginam estar nos poupando, mal escondem que só poupam a si mesmos.

Naquela calçada por onde tantas pessoas iam e vinham, explodi numa crise de choro. Se emoções menos intensas já me estimulam a chorar... E algo ali deixava claro que era tudo o que eu podia fazer: caminhar, chorar e pedir aos céus que me serenassem. Creio que chorei, naquela tarde, por todas as dificuldades e angústias que já vinha enfrentando, desde a doença de meu marido, as perdas de meus pais e a implacável solidão diante das decisões.

Uma ou duas horas mais tarde, eu deveria estar em meu consultório, em condições de atender clientes em suas sessões de terapia!

Minha mente ia processando tudo isso e o remédio de que eu precisava veio de Deus, porque fui me acalmando espontaneamente; consegui chegar ao consultório e me concentrar nas ansiedades de meus pacientes.

Dali mesmo telefonei ao mastologista, com minhas perguntas na ponta da língua. Ele as esclareceu o melhor que pôde. No dia seguinte, no consultório do hospital, deu mais atenção à queixa do sangramento na mama esquerda e colheu material para um exame citológico daquela secreção; a meu pedido, foi refeita a mamografia e foram feitas, num só procedimento, biópsias de ambas as mamas.

A esperança de algum engano foi a primeira a que me agarrei, ao mesmo tempo em que eu sentia que ter mais tempo para saber de algo difícil também me ajudaria de alguma forma.

Num dia 23 de dezembro, antevéspera de natal, portanto, dr. Renato Abreu Filho descortinou, para mim, um dos fatos mais ameaçadores com que já me defrontei:

– Antonieta, tal como eu previa, na mama direita só tem mesmo calcificações, mas, na esquerda, há um carcinoma, que é um dos muitos tipos de câncer.

Já não ouvi as outras frases que vieram em seguida, porque, de imediato, tive uma fortíssima cólica intestinal e só pude pedir licença para ir ao banheiro.

Guardo até hoje a sensação de que aquela diarreia deixou um vazio também na minha mente – porque eu não conseguia pensar em nada, senão que queria viver para acabar de criar meu filho de doze anos. Foi tudo o que consegui dizer ao dr. Renato, que marcou outra consulta para programar a cirurgia necessária.

Mais adiante, conversando com outras mulheres que passaram pela mesma experiência, soube que somente uma amiga, ao receber a notícia de seu câncer, ficou aborrecida, mas não cogitou que corresse riscos, porque "hoje a gente opera depressa, faz os tratamentos posteriores e sara – câncer não é mais a tragédia de antes" – foi seu comentário. Tratava-se de Ely, uma amiga muito querida, de infância, que me levou ao seu oncologista e me transmitiu toda esperança e tranquilidade possíveis.

As outras pessoas com quem conversei, narraram reações semelhantes à minha, ao receberem o diagnóstico.

Uma vizinha operada quatro anos antes contou-me que, quando o médico lhe comunicou o que tinha, ela veio para casa sentindo-se abobalhada e, chegando ao prédio, começou a chorar, dizendo a cada pessoa que ali estava, no jardim: "Eu estou com câncer, e agora?"

Duas pacientes que conheci no hospital comentaram que, por alguns dias, não conseguiam crer que aquilo estivesse de fato lhes acontecendo. Uma delas, investigadora de polícia, acostumada a conviver com tantos riscos externos, ao ouvir do médico o que tinha, interrompeu-o e saiu para fumar um cigarro, porque não suportava ouvir mais nada; foi ao jardim do hospital, repetiu para si mesma muitas vezes que tinha um câncer e, depois de vários cigarros, voltou à sala do médico e interrompeu outra consulta para lhe dizer: "Marque, por favor, a cirurgia e tudo que for preciso bem depressa, porque eu não vou deixar essa doença me levar."

Uma jovem resistiu a comentar, e depois me contou que sentiu a maior aflição de sua vida, porque teve medo de tudo, ao saber que era portadora de câncer: temia ficar hospitalizada, passar por uma cirurgia e não voltar viva para sua casa; só conseguia pensar que câncer era sinônimo de morte. Outra, com vinte e oito anos, mesmo depois de operada e sendo seu caso considerado de bom prognóstico, entendia que sua vida não era mais uma questão de tempo, tinha que ser encarada como uma questão de qualidade. Assim, ela se cuidava, mas sempre com a fantasia da morte a lhe rondar os dias.

De quem mais me lembro é daquela senhora de minha idade, que perdera uma filha também de doze anos, com leucemia, e depois perdera o filho de dezenove, em um acidente. Para ela, que parecia uma pessoa de grande mansidão, o diagnóstico fora só uma tristeza a mais que a vida lhe impusera – e ela simplesmente obedeceu e fez tudo o que o médico recomendara, "porque viver depois das perdas dos filhos era só isso – aguentar o que a vida ia trazendo". Tudo o que pedia a Deus era que a livrasse da angústia que não a abandonava. Ia seguindo as ordens médicas, havia passado pela quimioterapia e, juntas, por um mês, nós fizemos a radioterapia.

Aquela foi a única pessoa que conheci para a qual a notícia do câncer não trouxe desespero nem produziu reação de negação ao perigo: porque aquela senhora já havia perdido a parte desta vida que provavelmente lhe importava mais: seus filhos.

Ninguém me sensibilizou mais do que ela, por sua humildade diante do sofrimento, que, contudo, não a fez desistir de viver, e porque o que me inspirava maior desejo de sobreviver era exatamente o filho de doze anos, que eu queria acabar de criar.

Identifiquei-me muito com aquela mulher. Criou-se mesmo, entre nós, um pacto de solidariedade: sem combinarmos nada, dia após dia fazíamos radioterapia no mesmo horário, que era de escolha livre, e, naquela prosa diária, trocávamos apoio em doses homeopáticas. Como ela já terminara sua quimioterapia, reafirmava-me que, depois daquele tratamento, minha disposição física melhoraria muito. E eu, como terapeuta, lhe garantia sempre que sua depressão, pela perda dos filhos, também iria diminuir e até passar.

Acho que sempre rezarei por ela e gostaria de voltar a vê-la, mas ainda tenho medo de lhe telefonar e descobrir que já não está entre nós, embora talvez isso até fosse para ela um prêmio, no reencontro espiritual dos filhos. Todavia, todos nós, seres humanos, somos egoístas.

Seu marido a acompanhava em todos os procedimentos, no hospital. Eu admirava o companheirismo do casal e me lembrava de minha gravidez, quando meu marido estivera também ao meu lado, em cada consulta, pré-natal e parto. Agora sua saúde já não permitia que ele cuidasse de mim e meus pais também já haviam partido.

Retomando, porém, o momento do diagnóstico, por ocasião do primeiro tumor, fui alvo de duplo nocaute: a notícia dada pelo médico e a dada por mim à minha família.

Em casa tive medo de desfalecer, diante dos olhares de meu marido e de meu filho, que se esforçavam por afirmar que eu ficaria boa, mas não podiam esconder como estavam desconcertados. Eles queriam fazer algo, diziam-me isso, e não havia nada que pudessem fazer, além de me abraçar (o que já era mais próprio de meu filho) e rezar.

De minha família de origem, éramos três irmãos vivos. Sou a caçula dos três e temporã, com diferenças de onze e dezesseis anos para meus irmãos. Nós três, portanto, não crescemos juntos e o fato de eu ter sido o "vidrinho de água de cheiro" do papai, como se dizia para caracterizar uma predileção que ele nunca negou, também afastou meus irmãos de mim. Eu já me ressentira disso em outras ocasiões, mas nunca tanto quanto naquele natal.

Como mencionei, soube que tinha o primeiro câncer, em 23 de dezembro de 1997. Depois de conversar com meu marido e com meu filho, telefonei ao irmão mais velho, que escondeu muito bem o que devia estar sentindo, pelo que conheço, e respondeu com firmeza: "Você vai ficar boa, ninguém mais morre de câncer de seio; mantenha-me informado de tudo e de como posso ajudar."

Foi o que conversamos. Adiante ele cuidou de uma compra de supermercado para minha casa e me fez uma visitinha no hospital.

Sua ex-esposa, minha amiga, me ouviu calada, baixou a voz, perguntou como seria a cirurgia e disse: "Eu lamento muitíssimo. Procure viver um dia de cada vez. A gente vai se falando aos poucos."

E assim foi. Eu queria lhe dizer muito mais, porém percebia que a sobrecarregava.

Então chegou a vez do segundo irmão, com o qual o relacionamento sempre havia sido difícil. Mamãe e papai diziam que ele tivera muito ciúme de meu nascimento e, de fato, quando era menina, ele dizia que eu só nascera para atrapalhar. Agora já se tratava de um homem de sessenta anos, pai de três filhos e professor universitário, mas um perfeito *oriundi*, ou seja, o mais parecido à família italiana e muito simples da mamãe: muito barulhento, dominador e geralmente 'cru' nas formas de se expressar. Quando lhe contei meu diagnóstico, não foi diferente; sua reação foi esta: "Você tinha que me dizer isso hoje e estragar o meu natal? O seu, de qualquer jeito, já está ferrado. Por que você não deixou para me contar isso depois das festas?"

Eu sempre o enfrentava nas inúmeras discussões que já tivéramos, mas naquele dia não pude lhe responder absolutamente nada – ao contrário, pela primeira vez lhe pedi desculpas e desliguei o telefone. Àquela altura, eu já estava experimentando – como quase tudo é relativo nesta vida – o que viria a se confirmar um ano depois, quando Marco, aquele mesmo irmão, também não pôde escolher data e, em meu aniversário de casamento, veio a falecer, em meio a uma complicação diabética que o prendeu por meses, semiconsciente, a uma UTI.

No dia seguinte, haveria a ceia de natal, que por muitos anos aconteceu em minha casa, pois ali moraram meus pais e, mais tarde, mamãe viúva, que ficara comigo. Fazia um ano e meio que ela falecera e, naquele ano, ninguém viria cear conosco.

O mais exasperante, porém, foi o fato de que, também, ninguém nos convidou para aquela ceia e eu pensava no que fazer para que meu filho não se descobrisse sem comemoração de natal, logo depois de saber que a mãe estava com câncer.

Recebi um telefonema do irmão mais velho cumprimentando pela data, antes de sair para a casa de amigos – e me lembro de ter-lhe dito que era cruel naquele ano me deixarem só, na noite de natal, com um marido doente, um menino e a recente notícia do câncer.

Senti um cansaço terrível. Eu queria afundar em minha cama e pedir a Deus que me ajudasse a dormir, até que o natal passasse. Mas era preciso fazer algo para meu filho.

Ele percebeu que eu havia chorado e perguntou como poderia me ajudar! Então, eu vivi em profundidade o fato de que aquele menino e eu, praticamente, só tínhamos um ao outro. Pedi-lhe que me ajudasse a montar uma lasanha, que, afinal, nós dois preparamos juntos e que foi a nossa ceia daquele ano.

Mas houve um anjo bom, entre nós, naquela noite: meu primeiro sobrinho, que nascera quando eu tinha nove anos e que é padrinho de meu filho, veio lhe trazer um presente e, ao nos encontrar sozinhos, decidiu cear conosco. Deus o inspirou certamente e ele começou a se lembrar de filmes e fatos muito engraçados, de modo que eu consegui até relaxar à mesa e usufruir de verdade o nosso natal.

Se alguma relação existe entre tristeza e câncer, como muitos dizem, pensava eu que, naqueles dois dias, desfilaram, dentro de mim, todos os meus motivos para ter tal doença.

Dez dias depois viria a cirurgia. Eu tinha esperança de ser bem sucedida, mas tinha consciência de que também ocorrem mortes por câncer de mama, embora pouco frequentes, e só consegui me acalmar depois de deixar, por escrito, como eu desejava que cuidassem de meu filho e quais as pessoas que ele deveria procurar, se eu falecesse naquele episódio.

Após quinze dias, era previsto que fossem tirados os pontos e também seria revelada a análise do material extraído: aquele seria o diagnóstico mais preciso e que traria o meu prognóstico.

Então, eu não me sentia com energia suficiente para ouvir sozinha outro veredicto sobre minha saúde. Pedi à moça que já trabalhava em minha casa há dez anos que me acompanhasse. Mas meu marido, que raramente saía, decidiu que iria também, porque queria conhecer seu colega, que me operara, e nosso filho não quis esperar sozinho.

Ponderei que, de um jeito ou de outro, eram eles que estavam partilhando comigo de tudo o que era mais difícil e concordei que fôssemos ao hospital, daquela vez todos juntos, inclusive nossa ajudante.

O cirurgião dr. Renato ficou, no mínimo, surpreso, ao ver-nos todos ali e especialmente o Mário, meu marido, cuja doença era de seu conhecimento. Diga-se, de passagem, que Mário também houvera sido médico daquele hospital.

Mas, ao nos mandar entrar, dr. Renato exibiu um sorriso que chegava a brilhar e disse: “Acabou, Antonieta, deste você está livre. Não há nenhum linfonodo contaminado por células cancerosas em sua axila, e isto significa que o tumor, embora maligno, não era infiltrativo. Nem será necessário prosseguir com radioterapia ou quimioterapia.”

Nós comemoramos, naquele pequeno consultório do hospital, como torcida brasileira em gol da seleção, num final de Copa do mundo: pulamos, batemos palmas, nos abraçamos, choramos e rimos juntos.

À saída, no jardim do hospital, lembrei-me de todas as orações que fizéramos em casa, da novena que eu fizera sozinha, sempre em prantos, pedindo a Deus que me desse chance de completar a educação de nosso menino, Mário Antônio, e que também me deixasse ser útil nesta vida, por mais algum tempo. Percebi que fora a minha formação religiosa e o amor de Deus que me sustentaram de pé, até ali.

Embora eu tivesse aderido há anos à doutrina espírita, vinha de família católica. Minha mãe tinha tal devoção a santo Antônio, que foi ele o meu padrinho de batismo (costume que antigamente a Igreja cultivava) e todos em casa levaram o nome de Antônio, daí eu ser Antonieta. Minha história religiosa fora toda oficiada no centro de São Paulo, na Igreja do Convento de São Francisco: meu batizado, casamento e o batizado de meu filho.

Decidi então que, naquele dia, não voltaríamos para casa, sem antes agradecer a Deus, a Seus mensageiros, a santo Antônio e a todos os nossos amigos espirituais, naquela antiga e bela "morada do Pai".

E assim foi: meu marido (já cansado pelo esforço e emoção fora de sua rotina), meu filho, eu, Denise (nossa ajudante) e Bianca (sua filha e nossa afilhada) – minha família – seguimos para o Largo de São Francisco e, diante da imagem de santo Antônio, meio espremidos num mesmo banco da igreja, em voz alta agradecemos a Deus e a seus mensageiros, por aquela batalha contra um câncer, que tínhamos ultrapassado com sucesso.

"Nove meses" após aquela tarde, levei para uma editora meu segundo livro a ser publicado, *O diálogo com a adolescência*.

Na época não me dei conta, nem do espaço de nove meses desde a mastectomia, nem do significado da escolha daquele tema, para o livro. Eu estava ávida para produzir algo de útil, já tinha antes publicado alguns textos e tinha reunido, também, um bom conjunto de anotações, sobre o acompanhamento psicológico de doentes de AIDS (trabalho que desenvolvera no sistema penitenciário). Poderia ter escrito sobre aquilo.

Mas era com a chance de continuar criando meu filho que eu me preocupava mais.

Curioso que só agora, ao escrever estas páginas, é que me conscientizo do significado que teve aquele livro, em minha relação com Mário Antônio e em minha relação com Deus. Ele estava me concedendo aquela chance, tão intensamente pedida, e eu estava respondendo com o melhor que podia então fazer a respeito, como mãe e como terapeuta.

Creio que ainda tentei dar mais um passo em termos de evolução humana: minha própria mãe tivera comigo uma relação nada satisfatória, em minha adolescência. Com uma simplicidade de mulher sem nenhum verniz e sempre enciumada, pelo carinho com que papai me distinguia, ela não fora capaz de assimilar aquela fase de minha vida.

Agora mamãe já não estava entre nós, mas eu sabia que ela teria cuidado de mim, naquele episódio do câncer. Espremi um pouco os preparativos – e o lançamento do livro *O diálogo com a adolescência* aconteceu num dia 14 de novembro, quando seria seu aniversário, em homenagem ao seu exemplo de criatura lutadora.

Quantas emoções e com que intensidade eu as vivi a partir daquela dor de barriga, quando o dr. Renato me comunicara: "infelizmente é um câncer"!

Navegue

(trecho)

As lágrimas? Não as seque, elas precisam correr na minha, na sua, em todas as faces.
O sorriso! Esse você deve segurar, não o deixe ir embora, agarre-o!
Quem você ama? Guarde dentro de um porta-joias, tranque, perca a chave!
Quem você ama é a maior joia que você possui, a mais valiosa.
Não importa se a estação do ano muda, se o século vira e se o milênio é outro, se a idade aumenta; conserve a vontade de viver, pois não se chega a parte alguma sem ela.

Silvana Duboc

Capítulo 3

Outro Tumor

Dr. Renato conquistara a minha confiança, desde a primeira consulta. Todavia, à época do diagnóstico, eu havia consultado também um oncologista.

Ely, aquela amiga de infância que passara pela mesma experiência, foi quem cuidou de marcar para mim uma hora com seu especialista; ele fora mais severo e indicara a mastectomia radical, ou seja, a extração total da mama, em lugar da extração de um quadrante da mesma, como os mastologistas costumam sugerir.

Não vi grande diferença entre meia mutilação, na qual seria tirado inclusive o mamilo e a mutilação completa, mas vi a importante esperança de um prognóstico melhor, isto é, a menor chance de outro tumor se formar no mesmo local.

Pedi ao dr. Renato que acatasse a sugestão do oncologista, embora ambos não tivessem nenhum intercâmbio, e meu pedido foi atendido sem discussão. Após aquela cirurgia e análise do material extraído, ele havia me orientado a manter, trimestralmente, um controle clínico, do qual ele próprio cuidaria, e assim se fez.

A cada semestre era preciso, também, repetir a mamografia, para prevenção de câncer na mama direita. Como já tinha ocorrido antes, voltaram a aparecer os "sinais de microcalcificação", que curiosamente nunca apareceram em exames da mama esquerda, extraída em 1998.

Por já ter sido feita, naquela ocasião, a biópsia bilateral, que não fora positiva no seio direito, dr. Renato preferiu, em princípio, repetir a mamografia após três meses, mas, à repetição, havia indícios de aumento das microcalcificações em relação ao exame anterior.

Era preciso repetir a biópsia na mama direita. Estávamos, então, em fins de 1999.

Imaginei-me vendo outra vez aquele filme – e tive medo de não aguentar tudo de novo. Prendi-me ao fato de já ter feito uma biópsia que não acusara a presença de tumor e adiei a providência por alguns meses, até que o dr. Renato se fez mais enérgico e marcou também um procedimento de "agulhamento do material", para garantir maior segurança ao exame do mesmo.

O que seria aquele agulhamento? Algumas horas antes da cirurgia para biópsia é feita uma ultrassonografia, que localiza os tecidos com alterações e sua imagem, projetada em uma telinha, orienta a introdução, na mama, de uma agulha de cerca de 15 centímetros, na ponta da qual há um minúsculo anzol para ser enganchado ao material, que, em seguida, será extraído e analisado. Isto evita que se tire alguma parte de tecido sem alterações e que se obtenha, portanto, um falso resultado negativo, como talvez houvesse acontecido, na biópsia feita um ano antes.

O agulhamento é um procedimento que dura no mínimo quarenta minutos e que é feito, não sei por que razão, sem anestesia. Dali a gente segue para a sala de cirurgia, com aquela peça literalmente enterrada no peito. É um teste considerável de autocontrole e de resistência à dor.

Passei por isso e pela segunda biópsia da mama direita em maio de 2000 – dois anos e quatro meses após a extração da mama esquerda. No dia 7 de junho, com uma ajuda estratégica, eu própria retirei o resultado do exame no laboratório do hospital, antes que o mesmo fosse encaminhado ao médico, pois não aguentei a expectativa.

Algo me dizia que 'ler' o diagnóstico seria menos chocante do que 'ouvi-lo'. De novo sozinha, sentei numa sala de espera, abri o envelope e li: "carcinoma".

Daquela vez senti mais cansaço e abatimento do que medo. Parecia tácito que eu sairia vencedora de novo, se já saíra antes. Mas também parecia que minha resistência não duraria muito.

Fui para casa decidida a evitar o que pudesse dos traumatismos da primeira experiência. De fato, eu já os estava evitando, desde a iniciativa de retirar, pessoalmente, aquele resultado no laboratório. Se não podia evitar de estar outra vez à mercê de um câncer, evitava me sentir à mercê das pessoas relacionadas ao assunto.

Eu não estivera só, em tantos momentos difíceis, porque assim queria, mas porque, ao bater nas portas conhecidas, não encontrei outras alternativas. Se eu tinha que seguir sozinha por caminhos tão penosos, que ao menos fosse do meu jeito, enquanto possível.

Apenas cheguei em casa e, antes de contar a qualquer pessoa, telefonei para o dr. Renato, li aquele diagnóstico pelo telefone e pedi que ele me operasse o mais depressa possível, com o que ele concordou e acrescentou: "Desta vez nem cabe questionar o tipo de cirurgia: se já houve a opção pela mastectomia radical no primeiro tumor, mais razão existe agora para tomarmos a mesma medida" – ao que eu também concordei, de pronto.

Era uma quarta-feira e, na segunda-feira seguinte, 12 de junho de 2000, fui submetida à segunda mastectomia, então do lado direito.

Pedi o favor de sair do hospital o mais rapidamente possível e o dr. Renato deixou que eu fosse para casa, após três dias, embora com um grande dreno na área operada, que ali seria mantido por cerca de dez dias. Não tive dificuldade para aprender eu mesma a lidar com aquilo.

Em função do segundo tumor, consegui criar vergonha e parei de fumar, no dia em que me internei no hospital; então ainda fui para casa com mais aquela prova. Usei uma goma de mascar com nicotina, que ajudou bastante, nas primeiras semanas, e, afinal, eu consegui. Não fumei mais.

Um fato curioso marcou aquela segunda mastectomia: quase todas as pessoas de meu relacionamento tiveram reações bem discretas – até demais. Seus comentários eram otimistas, do tipo: "você já se recuperou bem na primeira vez, agora não vai ser diferente". Mas, se na primeira cirurgia cheguei a sentir tontura, por cansaço com as visitas, desta vez só recebi a visita de meu filho, com a moça que nos ajuda em casa. O único irmão vivo limitou-se a me buscar, quando tive alta, e nenhum outro parente sequer foi me ver.

Meu marido ficou especialmente aflito, diante do diagnóstico do segundo tumor e, temendo por sua resistência, já debilitada pela doença que o acometia há cerca de seis anos, eu lhe omiti que o outro seio também seria extraído. Providenciei para que ele fosse internado por alguns dias, no mesmo hospital que eu, para ficar tranquila de que não haveria demora em socorrê-lo, caso ele não passasse bem durante aquela minha ausência.

As visitas, então, se dirigiram todas para ele – inclusive a família ficou mais atenta à sua dependência e fragilidade, que eram um fato anterior ao meu câncer. Suponho que, naquela situação, as pessoas se sentissem menos angustiadas dando atenção a ele.

De fato, agora eu percebo que ninguém sabe bem o que fazer e nem o que dizer, diante de doenças que implicam em algum risco de vida. Afinal, era a segunda cirurgia de câncer que eu enfrentava. O temor que pairava no ar era indisfarçável, por mais que os médicos fossem otimistas.

Lembro-me de ter pedido a uma amiga, espírita, que me levasse ao hospital para me internar (trata-se de uma senhora que é médium de grande sensibilidade, inclusive com clarividência). Ela deve ter 'vibrado' antes de me acompanhar, porque ambas estávamos extremamente calmas. Convém esclarecer que a vibração espírita consiste numa prece com especial amor e concentração.

Chegando ao hospital, encontrei de plantão as mesmas enfermeiras que ali trabalhavam na época de minha primeira cirurgia. Perguntei-lhes sobre Luíza, paciente que eu conhecera naquela ocasião, também com câncer de mama. Fora ela quem me explicara como seria a cirurgia, a cicatriz e me mostrara a prótese externa que eu poderia usar depois, no lugar do seio extraído. Fora ela a moça de vinte e oito anos que me dissera pensar mais na qualidade do que no tempo de vida que poderia ter.

E as enfermeiras me contaram, sem titubear, que Luíza falecera no último janeiro, mas "estava preparada" para o que lhe aconteceu.

Eu me defendi, pensando que, no caso dela, o segundo tumor era de pulmão, o que caracterizava a metástase, ou disseminação da doença – diferente do que estava acontecendo comigo (ao menos até então). Mas, junto com a tristeza inevitável, senti admiração, pela valentia que aquela moça tão jovem houvera me transmitido, apesar dos medos pelos quais ela também passara.

Por outro lado, tratei de evitar, também, a experiência anterior, de partilhar um quarto com outras três doentes e pedi para ficar num quarto de dois leitos. De novo, com uma influência estratégica, meu pedido foi atendido e acabei tendo o privilégio de ficar sozinha num quarto, o que não é comum nos hospitais públicos, mas que faz muita diferença, quando enfrentamos os desconfortos de uma cirurgia e diagnóstico delicados.

Ao me acomodar, Maria Lúcia – a amiga médium que havia me levado – comentou, com os olhos brilhando, que já se encontravam no quarto, quando entramos, alguns trabalhadores espirituais e que, diante de meu propósito de deixar de fumar, uma entidade, que se aproveitava de meu vício para "fumar através de mim", já estava sendo afastada e contida num canto, para não me influenciar mais em relação ao tabagismo.

Durante aquela noite, lembrei-me muito de Ely, com seu belo cabelo loiro, sempre sorrindo confiante. Ela não sobrevivera, mas era como se tivesse deixado comigo sua esperança.

Também me lembro que recebi, por meu celular, um telefonema, no dia seguinte ao da cirurgia: era um antigo cliente que soubera a razão de minha ausência, naqueles dias. Sozinha, eu tentava, com a mão esquerda, fazer palavras cruzadas, quando o telefone tocou. O rapaz perguntou como eu estava e respondi, orgulhosa, que até já conseguia me levantar.

Então eu lhe pedi que me ajudasse, numa parte encrencada daquelas cruzadas, e ele as fechou comigo por telefone, com imensa paciência e bom humor. Foi como se eu recebesse uma visita, aliás, muito agradável.

Aquele rapaz não me telefonou para aplacar sua consciência, ou por obrigação, nem despejando as curiosidades que podia ter sobre minha doença, com um interrogatório, como outras pessoas faziam: procurou-me com a única intenção de transmitir algum apoio e o fez com muita propriedade, porque deixou que 'eu' expressasse o que desejava, naquela circunstância.

É um fato curioso, como grande parte das pessoas, ao visitarem um doente, cuidam antes das próprias ansiedades do que das necessidades daquele. Eu cheguei a ser acordada, por exemplo, na primeira cirurgia, por uma visita que, ao chegar, me encontrou adormecida.

Naquela noite, a terapeuta Antonieta, que já clinicava há mais de vinte anos, se deu conta de como pode ser difícil lidar com emoções (nossas e dos outros) e ter paciência com elas. É às custas da paciência que a gente compreende as emoções mais difíceis e, compreendendo, as suporta.

Seguramente a paciência é um dos grandes segredos da vida. Creio que ela seja filha do amor, irmã do auto-respeito e da consideração pelo outro.

Mas também sei, na teoria e na prática, que ninguém suporta situações tensas, sem ter vivido outras, que passaram e nas quais houve algum nível de sucesso. Ninguém aprende do nada a suportar frustrações e nem a ter paciência: é preciso que tenhamos ao menos uma oportunidade de constatar que a dificuldade, a frustração ou a carência afetiva são atendidas, antes que a gente sucumba.

É assim, aliás, que aprendemos a crer no amor daqueles que nos são importantes: quando eles cuidam para que nossas carências não sejam mais frequentes do que suas satisfações.

Aí está uma das razões pelas quais este livro é importante: ele haverá de ajudar bastante gente a assimilar que não devemos demorar em levar calor humano e afeto, sobretudo a quem sofre. É preciso sempre que o façamos, antes que as energias da pessoa se enfraqueçam demais e enquanto ela possa ter consciência do que temos e estamos a lhe oferecer.

Para muitas pessoas, até adultas, uma presença afetuosa, em situação de doença, é a primeira e decisiva oportunidade para descobrirem que alguém lhes dá importância! E isto pode ser decisivo, para que criaturas não desistam de lutar e de viver. Mas mesmo entre os profissionais da área de saúde, ainda há exemplos, em demasia, do pouco conhecimento ou da pouca importância que se atribui a estes fatos.

Por isso e até por razões de cidadania, à qual a classe política apela tanto nos dias atuais, antes de narrar o que aprendi sobre origens e características do câncer, pretendo dedicar aqui todo um capítulo às vivências relacionadas ao tratamento deste mal, em hospitais públicos.

Mas, voltando ao período da segunda mastectomia, antes de sair do hospital, vesti meu melhor roupão, passei um pouco de baton, pedi a ajuda de uma enfermeira e, caminhando devagar, fui ao andar onde estava internado o meu marido. Nós nos falávamos pelo celular, desde o dia da cirurgia, mas só então eu lhe contei que outra mastectomia houvera sido necessária – porque agora ele podia ver que eu estava bem e, se se emocionasse ou tivesse qualquer mal-estar, ali mesmo, seria socorrido mais prontamente. E eu poderia voltar para casa despreocupada para descansar e cuidar um pouco de mim.

Só que, dessa vez, eu já tinha a noção bem clara de que a mastectomia talvez não encerrasse o assunto: restava a análise detalhada de tudo o que tinha sido extraído pela cirurgia, como o grau do tumor, seu tipo específico, se era ou não infiltrativo, se havia linfonodos (gânglios linfáticos) contaminados nas axilas, o que implicaria em risco maior de disseminação da doença, por meio da corrente sanguínea, e exigiria, em seguida, outros tratamentos.

Dr. Renato e os médicos que o auxiliaram na cirurgia apostavam na possibilidade de estar 'limpo' o material axilar, tal como ocorrera do lado esquerdo. Mas, entre os vinte linfonodos extraídos, havia um contaminado, o que já significava algum risco de que células cancerosas caminhassem pela corrente sanguínea e fossem se reproduzir em outra parte do corpo – a temida metástase. Na verdade, o risco constatado era de cerca de 25%, contra 75% da possível cura completa, mas não se pode dar chance alguma ao azar, quando o assunto é câncer.

Portanto, retirados os pontos da cirurgia, assim como o dreno, já tive que iniciar o ritual da quimioterapia, que foi feita em seis sessões, com intervalos de vinte e oito dias entre cada uma. E, após três meses, vieram, paralelamente, as vinte e oito sessões consecutivas de radioterapia (aplicações de cobalto), na região operada.

Estes procedimentos, que são terapêuticos e preventivos, podem superar de longe os traumatismos resultantes da mastectomia, conforme me relataram várias pessoas que, como eu, enfrentaram o tipo mais forte de quimioterapia.

Nem sempre o procedimento quimioterápico é o mesmo; há diferentes drogas e doses de uso possível e aquelas mais agressivas à doença, inevitavelmente, são mais agressivas ao organismo em seu todo. Quando se usa um tipo mais brando de drogas, não acontece, por exemplo, a conhecida queda de cabelos e os outros efeitos colaterais são também mais leves.

Entendeu o dr. Renato que, após a ocorrência do câncer mamário bilateral, e sendo o segundo tumor de características mais preocupantes que o primeiro, a quimioterapia forte seria uma indicação mais segura – e eu não só obedeci sem discutir, como agradeci a Deus que aquele recurso estivesse disponível e me desse maior margem de esperança da cura.

Muitas pessoas me perguntam como são feitos estes dois tratamentos, o que sugere uma importância em descrevê-los e eu o farei adiante, ao comentar as vivências referentes à hospitalização.

Por hora, quero esgotar a narrativa dos efeitos, que foram para mim mais marcantes, principalmente no caso da quimioterapia.

Como já comentei, foram seis sessões, realizadas a intervalos de vinte e oito dias cada uma e no ambulatório de oncologia do mesmo hospital onde fui operada. Em alguns casos, há necessidade de que o paciente seja internado, o que felizmente não ocorreu comigo. Eu ia para o ambulatório às oito horas e saía por volta das doze ou treze horas – sempre sozinha, pois me sentia constrangida em pedir, mesmo a amigas mais íntimas, que me acompanhassem, percebendo que muitas pessoas se angustiam diante desse tipo de tratamento.

Na verdade, eu já trazia da infância a percepção de que nem todos têm a mesma resistência e calma para lidar com doenças e com doentes. Minha mãe costumava acompanhar suas irmãs à maternidade, quando iam dar à luz e também ficava no hospital, para cuidar do vovô, da vovó e do meu pai, que ficou internado por várias ocasiões, na velhice. Mas nunca acompanhou a nós três, os filhos, em episódios hospitalares. Conosco, sua ansiedade se exacerbava e eram sempre outras pessoas que nos assistiam naquelas ocasiões. Portanto, eu aprendera, desde criança, a ponderar antes de pedir que alguém me acompanhasse a um médico, exame etc.

E fui sozinha às seis sessões de quimioterapia e às vinte e oito sessões de radioterapia. Tampouco alguém se ofereceu para me acompanhar ou sequer para me dar uma carona de automóvel. Não aconselho a ninguém que siga este exemplo. Não se trata apenas de sair indisposta ou fraca do hospital – trata-se principalmente da necessidade natural, que todas as pessoas têm, de apoio e proteção, quando estão doentes.

Eu dizia a mim mesma que daria tudo certo e que eu daria conta do recado, como de fato dei, e, a cada sessão de quimioterapia, eu chegava em casa aliviada, por ter conseguido vir até ali. Naqueles momentos, eu só podia ver cada vitória conquistada; do contrário, talvez não suportasse o que estava vivendo, mas agora vejo também quanto sofrimento e quanta tristeza podiam ter sido, no mínimo, amenizados.

Não estou narrando tudo isto para despertar pena em ninguém e, aliás, não gosto nem um pouco que tenham pena de mim. Pena é um sentimento que pode humilhar.

Acontece que hoje sei que minha história de vida é típica de doentes de câncer e, portanto, minha narrativa pode ajudar a evitar, ao menos em parte, que histórias assim aconteçam sempre. Adiante, contarei tudo o que consegui aprender sobre as prováveis causas e características desta doença e de seus portadores. Eu própria estou ansiosa ao escrever para transmitir isto aos meus leitores. E estou dando algumas voltas, porque ainda é difícil reviver a fase da quimioterapia.

Entre os efeitos colaterais, eu tive ânsias de vômito, controladas com medicação comum, mas tive uma candidíase que forrou literalmente de aftas minha boca e garganta, durante uns dez dias, logo após a primeira sessão do tratamento. Depois das sessões subsequentes, vieram diarreias homéricas, que, mesmo medicadas, não melhoravam antes de três dias. Até hoje não consigo tomar água de coco (que antes eu adorava), ou uma bebida chamada Gatorade, que me era indicado por ocasião daquelas disenterias.

Nos últimos dois meses fiquei anêmica. Sentia fraqueza e muito sono. Tinha o rosto inchado, por causa da cortizona que acompanhava as outras drogas da quimioterapia, e uma intensa palidez, que me assustava, como se eu estivesse piorando. Dr. Renato me olhava sério e dizia: "Você sabe que isso é o mal necessário do tratamento e que vai passar."

E, em meio a tudo aquilo, eu seguia atendendo aos meus clientes, no consultório – porque era preciso manter o sustento de minha casa e era importante me sustentar de pé. Só quando havia sessão de quimioterapia é que eu ficava em casa por quatro dias.

Nada, porém, foi mais angustiante do que começar a ver no pente as mechas de cabelo, quinze dias depois da primeira sessão. Eu já sabia que aquilo aconteceria. Mas, certo dia no banho, passei xampu na cabeça e, ao enxaguar, debaixo do chuveiro, o cabelo que ainda restava foi escorrendo com a água e a espuma, ao longo de meu corpo. Passei a mão e senti o couro cabeludo totalmente liso. Compreendi que estava careca e fui ao espelho. Sem roupa, me vi com as duas longas cicatrizes no lugar dos seios, muito pálida e totalmente calva. Não parecia mais ser eu mesma. Aquele foi o momento em que percebi e senti, com a pior clareza, a mutilação que havia sofrido. Somente na partida do meu pai eu havia chorado tão convulsivamente, como naquela tarde, em julho de 2000.

Recentemente revi fotos de família daquela época, nas quais eu estava com um lenço de seda na cabeça, um gorro ou um chapeuzinho de crochê. Embora tivesse comprado uma peruca simpática, sentia-me ainda mais diferente de mim mesma e não conseguia usá-la. Mas eu sorria, em todas as fotos, e lembro muito bem que tinha orgulho de estar ali, viva!

Hino ao Hospital do Servidor Público Estadual de São Paulo

(trecho)

Estamos todos, na mesma festa,
Cantando juntos, na mesma orquestra,
Afinados na mesma emoção!
Co'esse calor que emana da gente
Da alma arranca a mais bela canção!

A canção do amor à vida,
Apesar da dor sentida,
Sussurrar, gemer, sofrer,
Alegria ao ver nascer!

E da saúde somos soldados.
Sigamos juntos, de braços dados,
Munidos sempre do mesmo ideal:
Levar ânimo na esperança combalida,
Doar amor, louvando sempre a vida!

Letra e música: Vera Lúcia Teixeira

Capítulo 4

O Hospital

Em dezembro de 1997, tive a primeira experiência de internação num hospital público. Suas regras e características, porém, eram-me parcialmente familiares, em função da doença de meu marido, que já havia sido tratado na mesma instituição, onde, aliás, há um bom padrão de acomodações e de recursos técnicos. Quando ele estava são, ambos trabalhávamos e podíamos ter um seguro de saúde, que me permitiu dar à luz em maternidade particular, com suas respectivas regalias como um quarto privativo.

É evidente que hospitais públicos não possam ter quartos individuais, mas tenho pensado seriamente, por que não podem ter uma poltrona reclinável ao lado de cada cama e estabelecer uma rotina que viabilize a cada paciente ter sempre seu acompanhante?

O que narro a seguir justifica amplamente isto, pois vi e vivi situações nas quais o hospital agrava bastante o sofrimento inevitável da doença.

Considerando-se o volume de gente assimilável por uma seção hospitalar, bastaria diminuir uma pessoa, do número de visitas permitido a cada paciente e estabelecer normas que proibissem, por exemplo, aos acompanhantes alimentarem-se nos quartos, fazerem uso de cobertas do hospital, ou fazerem 'chacrinha' nos corredores de enfermarias.

Penso que a maioria de nossos hospitais públicos têm, em seus recursos humanos, sobretudo nos paramédicos, um de seus pontos mais nevrálgicos. E a presença dos acompanhantes pode ajudar a melhorar, inclusive, as atitudes daqueles.

Nos mais de vinte anos em que trabalhei na área de saúde do sistema penitenciário, já observava que as empregadas domésticas de famílias de classe média assimilam um repertório de boas maneiras com maior facilidade do que os servidores da área de enfermagem nos hospitais públicos. Aliás, ambos os grupos são originários do mesmo meio social, com a diferença de que é muito mais difícil selecionar e treinar um grupo de servidores hospitalares do que escolher e orientar, de perto, nossas ajudantes domésticas.

Grande parte dos pacientes hospitalares da rede pública têm queixas semelhantes às minhas e as expressam entre si, em seu estilo simples, mas não menos sério – porque a simplicidade das pessoas não as faz menos perspicazes, sobretudo quando doentes.

Creio que o aspecto mais triste disso esteja no medo reforçado pela ignorância, que por vezes inibe os pacientes: medo do aparato hospitalar, do autoritarismo de que se revestem muitos médicos, os quais também cuidam de doenças e pouca atenção dedicam aos doentes, medo da dor, da morte e ainda o medo de profissionais que os atendem mais de perto e não raro reagem agressivamente às suas queixas.

Quando estava sendo submetida à quimioterapia, de que eu também tinha medo, houve uma sessão na qual foi difícil acharem uma boa veia em mim para injetarem a sequência de drogas; por fim, conseguiram. Depois de umas duas horas, eu me cansei da posição em que estava sentada e buscava uma forma de me acomodar, quando uma auxiliar de enfermagem irrompeu na sala, firmou os olhos na agulha em meu braço e com o dedo em riste, ameaçou: "Se a senhora não ficar quieta e perder esta veia, vamos ter que pedir ao seu médico um procedimento cirúrgico para não termos mais dificuldade de injetar esses medicamentos."

Bastaria que ela me arranjasse um travesseiro para apoiar as costas, mas até o fim da sessão fiquei imaginando em que consistiria o tal procedimento cirúrgico! Aquela era uma perfeita repetição do sadismo com que muitas mães ainda lidam com seus filhos: "se você não ficar quieto e não me obedecer, vai ter que tomar uma injeção".

Também remeteu minha memória à figura de dona Maria, companheira de quarto que eu tivera à época da primeira mastectomia. Ela ocupava o leito ao meu lado e estava ali justamente para uma sessão de quimioterapia, que, em seu caso, não podia ser aplicada em regime de ambulatório.

Dona Maria se queixava da inquietação que aquelas drogas provocavam, já durante a aplicação, e esticava a cabeça de lado para vomitar. A outra paciente do quarto e eu tentávamos pedir ajuda pela campainha, mas só aparecia alguém quando fosse o caso de acrescentar um quimioterápico, então era trocada a toalha que deixavam ao lado de seu rosto.

No cair da tarde, vieram dois médicos-residentes, muito jovens: alguém os chamara, porque dona Maria vomitava antes do esperado, já que aqueles enjoos costumam ocorrer depois de cada aplicação. E ambos se puseram a comentar, bem ao lado de sua cama, se estaria correta a proporção entre as drogas que lhe estavam sendo injetadas e a quem poderiam recorrer para uma orientação mais imediata.

Dona Maria vomitava e chorava. Seu olhar cruzou com o meu e a expressão que li naquele rosto trazia um tal sofrimento, que esqueci minhas próprias limitações, pela mastectomia recente, e me insurgi contra os dois jovens paramentados e quase perdidos naquela situação: "Não acredito que vocês venham discutir conduta médica e exibir sua insegurança aqui, entre três doentes! Esta senhora está piorando, agora, certamente pelo medo que vocês estão lhe transmitindo!" Como só podia acontecer, eles saíram muito desconcertados e logo entrou um enfermeiro para interromper aquela aplicação, esclarecendo que outro médico viria atender à paciente, ao que ela me disse baixinho: "Deus lhe pague."

Ainda precisei achar um meio de esclarecer às companheiras de quarto que os dois residentes não tinham culpa, propriamente – eles estavam preocupados com o problema e, embora de forma inadequada, tentavam solucioná-lo; mas tinham, nas mãos, uma tarefa desproporcional ao seu preparo e maturidade. Senti que não podia, também, deixar que só a insegurança pusesse ali as suas marcas.

Será que todo aquele desgaste não teria sido minimizado, se dona Maria tivesse, ao seu lado, um acompanhante que a confortasse e até fosse em busca do médico responsável por seu caso? O acompanhante defende os interesses do paciente e, neste sentido, ajuda a cuidar dele, sobretudo, quando se tem um número de funcionários sempre inferior ao desejável e nem sempre bem preparados.

Em cinco internações minhas e outras tantas de meu marido, somente por duas vezes vi, em atividade, a enfermeira ou enfermeiro responsável pelo plantão. Refiro-me àquele profissional de nível universitário, chamado de "enfermeiro padrão" e que, nos hospitais, deve executar ou acompanhar os procedimentos mais complexos e supervisionar os auxiliares de cada turno. Creio que sempre exista um enfermeiro presente, em cada setor hospitalar, mas eles costumam permanecer em alguma dependência menos acessível, de onde dificilmente podem, também, observar e orientar o desempenho dos auxiliares, que atendem de perto aos doentes e fazem, literalmente, todo o trabalho mais pesado.

Assim como os médicos residentes, principalmente de primeiro ano (chamados R-1), os auxiliares de enfermagem também não são os principais responsáveis por terem um desempenho tão ruim, sobretudo nos hospitais públicos.

Além das dificuldades de seleção de um grande contingente de servidores, que costumam ter baixa remuneração, aproveitando o paralelo com as servidoras domésticas, cabe observar que estas ainda costumam reconhecer na família à qual servem alguma condição de respeitabilidade: na educação, condição social, autoridade etc. Já no hospital público, boa porcentagem daqueles que devem ser atendidos têm condições gerais, iguais ou pouco diferenciadas dos auxiliares de enfermagem que os atendem, portanto estes servidores dificilmente se compenetram do respeito que devem ao paciente, seja qual for.

Desta forma, a grande maioria daqueles que conheci nas áreas de enfermagem, tanto em unidades nas quais trabalhei, como nas situações em que fui paciente, parece se auto-afirmar no "pseudo-poder da seringa de injeção", bem como da "voz alta e áspera", que intimidam bastante aos mais fragilizados ou aos menos avisados.

E como se abusa da voz alta, atualmente, nos hospitais!

Logo após uma das cirurgias, fui levada, como de rotina, a uma sala de recuperação, ainda nas dependências do centro cirúrgico. Comecei a sentir dor e procurei com os olhos por uma funcionária que me dissera para chamá-la, se precisasse de algo, e não a vi mais. Num canto da mesma sala eu via, porém, outras três moças com o mesmo tipo de avental. Elas conversavam em rodinha sobre a possibilidade de aderirem a uma greve.

Éramos três pacientes recém-operadas, mas as funcionárias, de costas para nós, agiam como se a greve devesse ser iniciada bem ali, no nosso atendimento – e suas vozes aumentavam a cada argumento, como a minha dor. Eu chamava "enfermeira!", e ninguém sequer se virava. Até que consegui erguer um pouco a cabeça e gritar também: "Não dá pra vocês fazerem essa assembleia em outro lugar? Eu preciso de um analgésico!"

Devo ter dado um belo grito, porque fui ouvida por alguém que veio de fora, perguntando o que estava acontecendo.

Mesmo medicada, naquela noite dormi muito pouco: quase não podia me mexer e era muito dolorida a região axilar, de onde foram extraídas dezenas de linfonodos (gânglios linfáticos), além da extirpação da mama em si. De repente, acordei com gente rindo e uma voz aguda, que talvez nunca mais possa esquecer: "Gente, olha o charme da Ivonete!" Mais risos e outra voz: "Hoje, estou emendando a noite, mas valeu: nem sei quantas vezes a gente transou, nunca saí com um cara tão tesudo." Mais risos. "Você é louca, mesmo, ele não é casado?" "E daí, pelo menos é macho! Só quero um café forte, pra encarar essa mulherada agora." "Rolou tranquilo o plantão dessa noite?" E por aí foi a 'chacrinha' da enfermagem, até que alguém acendeu a luz do quarto e entrou com disposição máxima: "Bom dia, como vão essas meninas? É bom irem logo para o banho, porque o banheiro do quarto da frente está entupido e as pacientes de lá têm que se lavar aqui também, hoje." Olhei o relógio no criado-mudo e ainda não eram sete horas.

Cada manhã que passei ali foi tão ou mais movimentada do que aquela. Duas lembranças me eram insistentes: um quadro que costumava ser visto nos corredores dos hospitais – era a gravura de uma enfermeira de uniforme engomado, com o dedo indicador à frente dos lábios, como a determinar "silêncio!" e a feira-livre das sextas-feiras, na rua Alcino Braga, onde cresci; o barulho das barracas sendo armadas nos acordava na madrugada, toda semana.

Havia muito tempo que não me lembrava daquela feira, tão próxima das janelas de nossos quartos. Eram manhãs agitadas, os carros não podiam ser tirados das garagens, a rua ficava cheirando a peixe, mas havia um sincronismo de colaboração mútua, entre moradores e feirantes. Cada qual desempenhava seu papel com uma cordialidade simples, mas muito prática. Nunca imaginei que iria relembrar aquelas pequenas festas de minha infância, em cada amanhecer de uma longa semana, por causa do barulho num hospital, recém-operada de câncer. Nunca imaginei que doeria tanto a saudade daquelas pessoas de mãos sujas, que me ofereciam um pedaço de abacaxi ou melancia para experimentar... "Três pimentões por cinco cruzeiros, três por cinco, leva, freguesa..." – um burburinho do qual eu podia participar, pelo menos.

Agora eu não podia experimentar o café do pessoal da enfermagem, embora tivesse muita vontade, nem podia virar para o lado e dormir, aliviando o desconforto pós-operatório, a saudade de minha família, o medo da doença... Eu estava "presa" e à mercê daquelas pessoas, que pouco se importavam com o que estivesse sofrendo cada paciente como eu.

Era isso que talvez mais me fizesse sofrer no hospital – a consciência de que certos fatos, ali, se assemelhavam muito à vivência da prisão, por onde eu transitara vários anos e onde eu me esforçara tanto para aliviar as angústias dos detentos... Como eu precisava dormir e como era difícil dormir ali!

Era mesmo preciso ser forte, porque ainda haveria mais dificuldades. No dia seguinte à primeira cirurgia, eu não via a hora de almoçar, porque de manhã tinham servido café com leite, que eu detesto; até que alguém entrou no quarto e foi deixando as bandejas nos aparadores, próximos às camas. Mas eu não alcançava minha bandeja e não conseguia me sentar sem ajuda. Chamar pela enfermagem era inútil. As outras pacientes do mesmo quarto, recebendo quimioterapia, também não tinham condição de sair de suas camas.

Horas depois, alguém veio nos medicar e ao encontrar intocado o meu almoço, perguntou em tom severo, por que eu não comera: "Assim vai mal, sem comer a senhora não se recupera." Explicamos que não havia ninguém para trazer o aparador ao meu alcance e a moça replicou: "A firma que fornece as refeições só se encarrega de distribuí-las nos andares, não serve aos pacientes – nós é que estamos aqui para atender vocês, mas três auxiliares não podem dar conta de servir quase quarenta leitos. Se precisar, a enfermeira responsável autoriza que a senhora tenha um acompanhante." Eu agradeci por ela ter aproximado o aparador de mim e pensei: se ao menos aquela enfermeira viesse nos ver...

Não se tratava de mim em especial, todas nós ali precisávamos de um acompanhante.

Nos hospitais prisionais onde trabalhei por mais de vinte anos, os enfermeiros também só costumavam ir aos leitos para assistir aos médicos em procedimentos mais complexos. Em geral, eles só conheciam os pacientes (tal como os juízes, no Fórum), pelos prontuários onde suas histórias são registradas.

E histórias clínicas me remetem a outra lembrança ímpar. Certa manhã, um médico grisalho e muito distinto se aproximou de minha cama, acompanhado de uma moça – ela trazia uma pasta aberta, que percebi tratar-se de meu prontuário. Nenhum dos dois me cumprimentou ou sequer olhou para mim; mas ela logo se pôs a ler, em voz alta, minha história e meus antecedentes familiares, entre os quais havia: ...avô materno teve câncer na laringe... Mas a moça leu "avó" e eu a corrigi: "Foi meu avô, e houve uma prima que faleceu de um câncer de mama que se expandiu." A moça ignorou meu comentário e ainda sem voltar os olhos, prosseguiu impassível sua leitura. O médico lhe perguntou por que eu havia sido submetida à mastectomia radical e ela explicou que "a paciente não aceitou a quadrantectomia".

Não pude me conter mais. Estava bem claro que o diálogo era restrito aos dois, mas *dizia respeito a mim e ocorria na minha presença*. Mais uma vez protestei: "Foi meu avô que teve câncer de laringe, uma prima teve câncer de mama – e não fui eu que recusei a quadrantectomia, foi um oncologista que recomendou a mastectomia radical." Pois ambos prosseguiram, sem voltar o rosto para mim e o preceptor apenas observou: "Doutora, convém acrescentar que houve uma prima com câncer de mama."

Afinal, aquilo era uma verificação de minha história clínica, que poderia ocorrer em sala de aula ou ao pé de meu leito, nada alterava o fato de que aqueles dois profissionais, preceptor e médica-residente, *se referiam a um caso e não a uma pessoa*.

Eu nunca me sentira tão desrespeitada. Aquela cena de autêntico surrealismo, mais uma vez me fez lembrar dos hospitais prisionais, porque me senti, exatamente como se fora uma detenta que devia acatar todas as regras da instituição, de preferência sem contestar. Só que os presos, em geral, contestam sem constrangimento: ninguém se refere a eles em sua presença, sem incluí-los no diálogo, e ninguém lhes dá as costas, principalmente ao tecer comentários que lhes dizem respeito, até porque pode ser bem perigoso... Os presos se fazem respeitar pela inteligência, pela energia e não raro, também pela agressividade ou violência – temos notícias disto diariamente.

Pacientes de nossos hospitais públicos precisam ter resistência física, coragem e ainda precisariam compreender o que se passa consigo – enquanto os presos costumam ser muito bem informados sobre suas situações: alguns conhecem os códigos penal e processual melhor do que os formandos em direito.

Mas não são só os hospitais públicos que se assemelham, em vários aspectos, às prisões. A própria situação de internação caracteriza uma perda temporária de liberdade, pois além das normas do dia-a-dia, nenhum paciente pode deixar o hospital sem sua alta ou licença para sair em fins de semana, ou para passar a noite em casa, como ocorre nos hospitais-dia.

É, porém, nos hospitais públicos, que a reclusão se faz sentir até com ênfase, tanto pelas proibições mais numerosas, quanto infelizmente pela comum ignorância dos pacientes ali tratados. Quando estes são operados, permite-se a presença de um acompanhante no dia da cirurgia. Em meu caso, era sempre a querida e ágil amiga Alva que ali se posicionava. Da adolescência, passando pelos bancos da faculdade e por tantos outros bancos desta vida, nós duas temos partilhado muito do que realmente importa.

Sem dúvida, pacientes hospitalizados precisam de acompanhantes! Eles que garantem ao paciente uma amostra de convivência doméstica, com cuidados pessoais que qualquer quadro nosológico requer, para uma evolução menos penosa e quem sabe, até mais satisfatória muitas vezes.

Nas prisões, os psicólogos, psiquiatras e assistentes sociais frequentemente incomodam as figuras de autoridade, ao interpretarem para a carceragem, para os diretores e mesmo para outros técnicos, necessidades válidas dos presos. É bem possível que, nos hospitais públicos, os acompanhantes também incomodassem, ao exigirem silêncio para o repouso dos pacientes; ao pedirem autorização da nutricionista para trazerem de casa uma fruta preferida do doente, ao chamarem a enfermagem para mais uma troca da roupa molhada, mas certamente os mesmos acompanhantes também repartiriam muitas tarefas com o pessoal do hospital, como ajudar o paciente em sua higiene, alimentação, acompanhá-lo aos exames etc. etc.

E meus colegas, os psicólogos? E os assistentes sociais? Estes também jamais fazem uma visita aos leitos de pacientes com câncer. A resposta para isso é conhecida: o número de profissionais é insuficiente.

No serviço de radioterapia do hospital onde ainda me trato, encontrei uma equipe muito bem articulada: os doutorandos, em fase inicial da residência, se limitavam a observar os procedimentos, que eram conduzidos por outros mais experientes; o médico-chefe sempre estava presente e também nos atendia; as aplicações de cobalto eram feitas por técnicos especializados; havia uma psicóloga ali, diariamente, prestando atendimento individual aos pacientes que lhe eram encaminhados pelos médicos e havia até uma voluntária, que tocava um teclado no salão de espera. Aquela equipe funcionava em moldes de hospital de primeiro mundo. E absolutamente não havia abundância de funcionários. Cerca de quarenta pessoas por dia eram atendidas, entre pacientes internados e outros em regime ambulatorial.

Mas eu acabei de mencionar uma palavra-chave, no que diz respeito a atendimento institucional: *equipe*. No Brasil, em pleno século XXI e na capital de São Paulo, os hospitais públicos em sua maioria, ainda não usam o modelo funcional das equipes interprofissionais, ou seja, o trabalho integrado de médicos titulares, residentes, chefes de enfermagem, psicólogos e assistentes sociais.

Todos esses profissionais existem, mas de rotina, são só os médicos residentes e os auxiliares de enfermagem que mantêm contato direto com os pacientes, e os atendimentos não têm praticamente nenhum entrosamento entre si. Predomina a prática da troca de informações por meio de uma folha de papel, onde diariamente são anotadas a prescrição médica e as observações da enfermagem – discussões de casos e de condutas costumam ser privilégio dos médicos-residentes com seus preceptores, ou com os médicos responsáveis de cada setor.

Este livro não é um veículo de informações técnicas. Por isso permito-me apontar questões como as deste capítulo, sem esgotar o assunto. Considero-me satisfeita por poder transmitir informações, que a muitos pacientes não chegariam de outra forma e que lhes darão melhores critérios para reivindicar um atendimento de saúde no mínimo mais objetivo e humano – e ainda a muitos profissionais darão elementos para verem, com mais nitidez, suas possibilidades de atuação.

Existem alternativas, portanto. Eu própria exercitei boas tentativas de trabalho em equipe, em hospitais prisionais. Num deles havia cento e trinta leitos e eu era a única psicóloga. Pacientes presos são especialmente carentes de atenção e eu só podia atendê-los por critérios de gravidade. Dedicava-me então a um intercâmbio (e orientação!) dos agentes de segurança e do pessoal da enfermagem.

Uma vez estabelecida a troca de informações, em clima de cooperação e não de cobrança (pois eu não poderia invadir outros setores), os próprios enfermeiros traziam-me suas dificuldades na abordagem dos pacientes, transmitiam-me as necessidades de atendimento psicológico aqui e ali, os médicos apontavam-me as prioridades e como os casos estavam evoluindo. Após um ano, foi comentado numa reunião de levantamento estatístico que a permanência média dos presos naquele hospital havia diminuído, assim como as brigas entre eles, e que o entrosamento dos profissionais em equipe era o que respondia por isto.

Numa UTI onde meu marido foi tratado (no mesmo hospital que eu), havia, por iniciativa do chefe local, uma psicóloga que não só prestava apoio aos pacientes, como se mantinha claramente atenta ao atendimento em geral. Seria papel dela? Seria, sim, e aquela é uma profissional excelente: Maria Fernanda Gonçalves dos Santos.

Em hospitais, os psicólogos e assistentes sociais não têm, por função, apenas o atendimento direto aos pacientes, senão principalmente seu atendimento indireto, por meio do "tratamento da dinâmica ambiental", ou seja, o tratamento da instituição. Não se deve certamente, confundir isto com um papel, pouco ético e muito antipático, de fiscalização dos vários serviços, ou seja, nenhum psicólogo tem o direito de sair espalhando críticas ao trabalho dos outros, até porque interpretação fora de contexto é sempre uma agressão.

Mas um psicólogo e um assistente social em cada setor (enfermaria) de um grande hospital podem desenvolver mais do que eu pude, naquelas instituições do velho Carandiru. É bem possível inclusive que nossos hospitais públicos tenham um número de profissionais suficiente para alguma tentativa neste sentido. Como se diz por aí, basta que se pense a respeito, com a tão comentada vontade política.

A LÁGRIMA

Nascida na ternura ou na tristeza,
Límpida gota dos orvalhos d'alma,
Tu, lágrima saudosa, muda e calma
Que força enorme tens nessa fraqueza?

Possuis mais que o poder da realeza
Quando és filha da dor que o pranto acalma,
E qual gota de orvalho em verde palma,
À pálpebra chorosa ficas presa!

Estrela de saudade, flor de neve
Que o vento da tristeza faz brotar
Como o teu brilho nessa luz tão breve,

Do breve globo teu... imenso mar
Cujos fundos arcanos não se atreve
Nem se atreveu jamais ninguém sondar!

CARMEN FREIRE

CAPÍTULO 5

CONVIVENDO COM A MORTE

Era uma fria manhã de domingo, em junho de 2001 – eu estava na cama, embora acordada, curtindo o sossego da casa e o calor das cobertas. O telefone tocou e foi como um despertador, que liquida qualquer chance de mais um cochilo: minha intuição avisou que não seria algo agradável. Reconhecendo a voz do síndico de nosso prédio, aquela impressão se confirmou, pois raramente ele me telefonava para boas notícias.

– Estou ligando por um motivo desagradável.

– Sei, diga lá – e pensei que algo acontecera com minha amiga Diana.

– Dona Diana, do décimo andar, faleceu e o velório será a partir das dezesseis horas; eu sei que você queria ser informada, quando isso acontecesse.

– Queria sim, obrigada.

Três anos antes, quando eu fizera a primeira mastectomia, o zelador havia me aconselhado: "Vá conhecer dona Diana e converse com ela – é uma pessoa muito boa, já tem uns anos que ela passou pela mesma coisa que você e ficou ótima, vai ser bom."

Minha mãe havia me imbuído da convicção de que não se deve frequentar a casa de vizinhos, pois isso sempre facilita encrencas geradas por fofocas. Por isso resisti à sugestão de visitar dona Diana – mas gostaria, de fato, de ouvir alguém bem sucedida em tratamento de câncer, sobretudo de mama.

Em uma ocasião posterior fui apresentada a seu marido, que reiterou a sugestão de que eu fosse conversar com ela, o que agradeci, mas permaneci só, com meus botões. Quando alguém vinha me ver e me cercava com perguntas, eu me sentia muito mal – tinha que satisfazer à curiosidade dos outros, que, às vezes, ainda se permitiam questionar alguma coisa, como se a gente tomasse decisões num assunto como câncer, sem longas pesquisas e reflexões. É bastante comum nas doenças graves, que a pessoa doente tenha que acalmar a ansiedade dos outros.

Embora se tratasse de uma circunstância diferente, pois vivíamos ambas a mesma situação, algo me impedia de fazer aquela visita e acabei por conhecer dona Diana no elevador, muito bem arrumada e saindo a passeio com o marido, certa noite. Dias depois o reencontrei sozinho e então ele me contou que após quatro anos ótimos, o câncer dela voltara a se manifestar, desta vez no pulmão, mas ela estava respondendo bem a uma nova etapa de quimioterapia.

Passaram-se meses, foi detectado meu segundo carcinoma e veio a segunda mastectomia, depois a radioterapia e a quimioterapia. Diana já havia ultrapassado aqueles tratamentos e estava passando por uma nova tentativa, com aplicação de hormônios que a deixavam muito atordoada e com problemas de equilíbrio, parecidos com os sintomas de labirintite.

Encontrei-a uma tarde, sentada no jardim do prédio, e parei para perguntar como estava passando. Acabei ficando com ela, até o anoitecer.

Descobrimos muitos interesses em comum, não só no âmbito da doença, mas o principal deles estava na literatura espiritualista.

Quando fiz um comentário sobre a ameaça da morte, que inexoravelmente acompanha as pessoas que têm ou tiveram câncer, Diana quis reproduzir para mim uma história que ela costumava contar.

No tempo da escravidão, havia um homem muito simples, que queria aprender a rezar e foi pedir ingenuamente a um capataz se poderia ensiná-lo. O capataz, que tinha grande prazer em maltratar os escravos, respondeu-lhe que era muito fácil: bastaria pensar no que ele desejasse e, de uma janela, acenar com um pano branco – Deus entenderia seus pedidos e os atenderia, se ele pensasse neles sem se distrair.

O escravo tentou e teve sua primeira, segunda e várias "preces" atendidas, na forma em que fora instruído. Logo passou a ser procurado por outros escravos, para que rezasse por eles, no que era sempre bem sucedido.

O capataz, por sua vez, não podia ver com bons olhos aquela popularidade de que ficou investido o servo entre seus companheiros e resolveu de repente, como se fosse homem de bem, falar-lhe com sinceridade: "Você foi muito ingênuo, eu lhe preguei uma peça, deixe de abanar estes panos como um doido, que nisto não há oração alguma; se quer mesmo rezar, fale com Deus, como se Ele estivesse na sua frente. Você não vai vê-lo e Ele não vai lhe dizer nada, porque nunca viria até um escravo miserável, mas se você acreditar mesmo, poderá ser atendido – é assim que na igreja ensinam a gente a rezar."

De sua parte, na mais genuína sinceridade, o escravo reagiu: "Imagina se arguém como eu se atreve a falá de frente com Deus! Se nem c'o patrão daqui a gente fala, a menos que ele chame e pergunte arguma coisa... é agora memo que vosmecê tá tentando me confundi."

E prosseguiu ainda: "Eu sei que Deus existe, que é demais de bão e que entende tudo qui si passa c'a gente; por isso memo que balangando meu pano, eu só chamo por Ele em silêncio, sem incomodá e Ele vê meu pensamento cravado naquilo que eu careço ou se agradeço e Ele me atende, proque é bão e sabe que eu cunfio – agora eu já sei rezá, ninguém mais me engana, não – vosmecê tem inveja proque eu cunsigo tudo qui peço."

E de alguma janela ou porta daquela senzala, o pano branco do escravo continuou sendo acenado respeitosamente para Deus, como para mostrar a força da fé que é verdadeira, por ser sincera.

Várias páginas podiam ser escritas, com os exemplos que Diana me transmitiu em suas palavras mansas e atitudes firmes. Creio que o mais significativo foi seu desprendimento, quando me disse: "Antonieta, comigo já não é uma questão de ameaça, sinto que já não tenho muita chance de permanecer por aqui, embora a gente sempre tente prolongar esta vida. Também não tenho medo de morrer, porque sei que vou continuar viva de outra forma, mas você está sendo curada, sinto que voce está se recuperando, já não vejo espectro de doença em você."

Naquele olhar não havia uma nesga sequer de lamentação, havia mesmo um brilho de esperança que Diana me transmitiu, como só o amor desinteressado pelo próximo pode ser capaz. Apenas o dr. Renato e meu filho chegavam perto de me passar a coragem que Diana me passou, com a lição de fé que me deu.

Lembro-me de ter dito a ela: "Diana, seu espírito já evoluiu muito mais do que o meu, sua fé é mais racional e eu não tenho a sua capacidade de tolerância" – e ela só balançou a cabeça, como a pensar em algo que eu ainda não compreendia ou que a emocionasse e, por isso, não quisesse discutir.

Encontrei Diana pela última vez no mesmo lugar do jardim, onde havíamos tido nossa primeira e longa prosa. Ela me contou que estivera hospitalizada e que chegara a ficar inconsciente, mas conseguira melhorar. Nos olhos, o mesmo brilho, como a me dizer: sempre há esperança de que o dia de amanhã seja melhor. E ao nos despedirmos, ela me disse: "Tenha fé, não tenha medo, você vai acabar de criar o seu filho."

Diana me ensinou por vários meios que, mais do que nossa vontade, é nossa fé na bondade de Deus que é poderosa, como nosso desejo de lutar com amor.

Como ainda sou bastante egoísta, foi difícil me despedir dela, sabendo que não teria mais o convívio com aquela vizinha que me transmitiu tanto, em tão pouco tempo – além de confirmar que câncer de mama nem sempre tem cura, infelizmente.

Ao me internar no hospital para a segunda mastectomia, recebi a notícia do falecimento de Luíza, aquela companheira de quarto, que antes tinha me orientado sobre tantas questões práticas, referentes ao assunto e que tinha me contado seu maravilhoso caso de amor, em meio a tudo o que já passara e que eu estava passando também.

E ainda houve mais.

Em plena expectativa do segundo diagnóstico, alguém me perguntou de repente e com muita naturalidade, por que eu não tinha ido ao enterro de Ely - a amiga de infância que me levara ao seu oncologista e me transmitira toda esperança possível, no início de meu quadro – a única pessoa que eu vi com câncer e que não deixava transparecer nem medo, nem qualquer dúvida de que ficaria curada. Nós tínhamos nos conhecido no jardim da infância (hoje maternal) e tínhamos sido companheiras de classe, até o final do primeiro grau, hoje ensino fundamental. Mas nunca nos afastamos, de fato.

Tínhamos ido juntas às nossas primeiras festas e com nossos primeiros namorados. Partilhamos os sonhos da adolescência, assim como as maiores frustrações. O primeiro namorado pelo qual me apaixonei, desistiu de nosso namoro após quatro anos, porque não resistiu às pressões e exigências de um de meus irmãos – e o primeiro amor de Ely simplesmente desapareceu, também em meio a anos de namoro e com toda a aprovação familiar, sendo em seguida noticiado o seu casamento em outro estado, nas colunas sociais de um importante jornal.

Eventualmente passávamos um ano sem nos ver e depois retomávamos a última conversa, do mesmo ponto onde a havíamos interrompido. Foi ela quem mais ajudou a organizar o lançamento do meu primeiro livro. Fomos amigas de toda uma vida (pelo menos).

Guardo de Ely a imagem de uma das pessoas mais carinhosas e gentis que conheci. Seu sorriso era marcante, como o rubor intenso que lhe cobria o rosto, se algo a envergonhasse. Parece que ela nunca deixou de ter, no olhar, algo de menina, e que nunca pode realizar, de fato, todo o afeto que idealizou.

Ao ser bombardeada com a notícia de sua morte, quis acreditar que podia tratar-se de um engano e telefonei para sua casa. Soube então por seu marido viúvo, que ela tinha tido uma dor nas costas, tratada de início como uma lombalgia e, como não melhorasse, foi feita a tomografia que acusou metástase óssea, à qual ela sobreviveu por poucos meses. A família procurou dar conta de seu funeral com rapidez e várias pessoas não haviam sido avisadas. Creio que tentaram me poupar.

Precisei conversar com o dr. Renato, em seguida, e com muita calma ele ponderou o pequeno risco estatístico de que eu tivesse alguma metástase, além de reiterar que, fazendo o controle clínico regularmente, eu sempre teria mais tempo para tratar qualquer outra intercorrência.

Mas também comecei a procurar por pessoas conhecidas, que estivessem sobrevivendo ao câncer mamário.

Além da fé em Deus e da esperança decorrente, precisei, então, de exemplos concretos de cura. E os encontrei logo: a mãe de uma companheira de faculdade, que tivera alta há dez anos, outra psicóloga que estava ótima há oito, uma parenta distante que já contava vinte anos depois da mastectomia e assim fui constatando sólidos exemplos de sucesso diante da doença – mas todos em pessoas que foram absolutamente cuidadosas no controle médico, que deve suceder à cirurgia e ao tratamento no mínimo por cinco anos.

Tão difícil quanto lidar com o câncer que atinge nosso corpo, afinal, é lidar com aquele que "carregamos na mente", cada qual à sua maneira de se defender, de reconhecer ou não a ameaça que é objetiva e o medo que é sempre subjetivo, mas não menos real.

Fascinação

Os sonhos mais lindos, sonhei
De quimeras mil, um castelo ergui
E no teu olhar
Tonto de emoção,
Com sofreguidão
Mil venturas previ.
O teu corpo é luz, sedução
Poema divino cheio de esplendor.
Teu sorriso prende, inebria, entontece,
És fascinação, amor!

Canção de F. D. Marchetti e M. de Feraudy
em versão de Armando Louzada

CAPÍTULO 6

CÂNCER FEMININO, AFETO E SEXUALIDADE

Antes do câncer, eu convivia muito bem com minha idade, beirando os cinquenta anos: já não me sentia jovem, tampouco velha, mas uma mulher madura e vaidosa, cujos hábitos de vestuário e sociabilidade iam se adaptando à passagem do tempo sem conflitos.

Meus seios eram pequenos, porém firmes. Eu usava roupas justas, eventualmente decotadas e frequentemente dispensava o uso de sutiã.

Após a primeira cirurgia, aquele uso já se impôs constantemente. Como passei a usar prótese externa (um seio de silicone) no lugar da mama extraída, era imperioso inclusive o uso de sutiãs mais fechados, que são adaptados: há um envelope costurado do lado interno, para garantir que o seio postiço não saia do lugar ou caia.

Os biquinis, mesmo discretos ficaram fora de cogitação e os maiôs também já não podiam ter decotes ousados, de modo a permitirem o encaixe da prótese.

A incidência do câncer de mama tem sido tão alta, que as principais fábricas de roupas íntimas para mulheres já produzem sutiãs e maiôs adequados ao uso dos seios postiços.

Mas eu estava tão feliz pelo fato de não ser invasivo o primeiro tumor, estando viva e bem disposta, que agradecia a Deus várias vezes por dia, fazendo questão de mostrar a quem pudesse, que era "secundária" a perda de um seio e que isso não me impediria de ter uma vida normal.

Em casa, eu me referia à prótese como "minha falsidade" e meu filho, que raramente perde o bom humor, me alertava: "Mãe, não deixe isso à noite em móvel baixo, senão o Amiguinho (seu cão) come a sua falsidade e vai sobrar pra mim, porque o cachorro é meu." Nós tentávamos suavizar os fatos.

Quando sem roupa, eu dizia a mim mesma que aquela cicatriz era meu troféu por ter sobrevivido – mas eu não a exibia, embora não escondesse a satisfação de ter vencido aquela batalha: eu precisava de algum orgulho, então, para acalmar o coração que de fato se apertava, tratava de algo muito triste. E não demorou para eu perceber que além de estar viva, outros fatores também importavam.

No começo deste relato comentei que tinha procurado o ginecologista para uma orientação referente à menopausa, quando algo anormal foi percebido em minhas mamas.

Sem fugir ao tema do capítulo, vale a pena tecer alguns comentários sobre esta fase da vida feminina.

A menopausa traz consigo vivências bastante análogas às da adolescência: ambas são períodos de mudanças hormonais, que afetam a nossa sexualidade, desafiam nossas emoções – e, principalmente, ambas são períodos de "passagem". É claro que na adolescência os índices de certos hormônios aumentam, para diminuírem na menopausa – mas o que importa é a mudança na neuroquímica cerebral e o quanto isto nos afeta emocionalmente.

Toda fase de passagem implica em ganhos e perdas e estas costumam trazer a vivência de um simbólico luto: são testes inevitáveis de adaptabilidade, estimulando nosso amadurecimento.

Na adolescência, por exemplo, se ganhamos a capacidade procriativa e começamos a exibir novos atrativos físicos, também perdemos muitos dos direitos de criança, pelo que, conscientemente ou não, nos ressentimos.

Era o tempo da famosa briga por nossas liberdades: para sairmos e voltarmos nos horários que preferíssemos, para irmos aonde quiséssemos e com quem quiséssemos, para termos as primeiras intimidades sexuais...

Em várias circunstâncias, os adolescentes nem se preocupam com o que vão fazer, desde que tenham a liberdade de fazer o que querem e nos contextos de sua escolha: por isso precisam que os adultos lhes deem limites – e limite não é o que desejam, mas a proteção pura e simples dos mais velhos, se algo não der certo, a mesma proteção com que contavam na infância.

Ganhos e perdas da adolescência acarretando sua ambiguidade...

E na menopausa?

Os obstáculos mais marcantes desta vida estão superados: conquistamos nosso espaço profissional, em geral tivemos chances e escolhemos pares afetivos, construímos nossas próprias famílias ou não, tivemos filhos e já os criamos, eventualmente não, adquirimos os bens materiais que nos foram possíveis, conhecemos o que pudemos deste mundo em seus muitos aspectos... mas, sobretudo, temos de fato e de direito a liberdade de fazermos o que preferirmos, além de sermos capazes de uma vida bem dinâmica e útil.

Se lá atrás tivemos sonhos frustrados, porque nem sempre tínhamos sabedoria para alcançá-los, agora maduros, sem ainda estarmos velhos, podemos escolher melhor com quem e como queremos viver, por exemplo, nosso amor. É agora que até podemos resgatar, quem sabe, alguns sonhos antes mal definidos.

Ganhos e perdas da maturidade...

É exatamente a esta dinâmica emocional da passagem, na menopausa, que, em geral, se impõe para as mulheres o câncer de mama, entre outros menos comuns. A gente se vê com um, ou ambos os seios mutilados, ainda que parcialmente, em meio a todas essas vivências: a baixa produção de estrogênio diminui nossa capacidade de lubrificação vaginal, que pode tornar dolorida a penetração do pênis na relação sexual, embora nosso interesse e excitabilidade estejam preservados. Nosso humor instável acarreta ímpetos de choro, sem razões objetivas. Parece inevitável o risco de não sermos uma companhia agradável, exatamente agora que o amadurecimento e as circunstâncias da vida poderiam fazer de nós grandes companheiras!

Como antes comentei, depois de ambas as mastectomias, da quimioterapia e da radioterapia, não demorou para eu sentir que além de estar viva, outros fatos também importavam, como seguir por um caminho mais alegre, isto é, retomar minha sociabilidade, colori-la com trocas mais humanas, musicá-la com mais amor, partilhar o que vim aprendendo...

Algumas pessoas chegadas consideravam que, no meu caso, não teria tanto peso aquela mutilação, se a doença do meu marido já impusera antes uma grande limitação à minha vida afetiva, social e sexual – cruel e conveniente conformismo de quem olha de fora, evitando ver o que nos vai, internamente, pelo coração; cruel conformismo ao qual eu mesma quase aderia, se a solidão não ameaçasse sufocar-me.

Antes do câncer meu marido já permanecia acamado há quatro anos. Não nos era possível sair de férias e geralmente eu tinha que permanecer em casa nos fins de semana, quando nossa ajudante folgava e ninguém mostrava disponibilidade para cuidar dele e de nosso filho, que também não tinha muitas chances de sair, portanto. Felizmente, naquela época, os vídeo-games estavam no auge do sucesso e com eles, Mário Antônio se distraía.

Lembro-me bem de olhar pela janela e ter a sensação de que lá fora todos viviam, enquanto ali dentro eu ia apenas sobrevivendo. Lembro-me claramente de uma tarde, na qual olhei para o céu e me ocorreu que nosso apartamento, sobretudo nos feriados de verão, parecia converter-se na minha sepultura.

Quando alguém na família contrai uma doença de longa duração, é natural que as pessoas mais próximas fiquem presas àquele contexto, que em geral as castiga muito, por maior que seja sua boa vontade e desprendimento.

Parentes e amigos vão discretamente se afastando e, ano após ano, aquele núcleo vai se percebendo mais distanciado do mundo exterior.

O ser humano consegue se adaptar e até se acostuma a quase tudo que escolhe ou é inevitável, mas felizmente, penso eu, nem sempre se conforma ou aceita passivamente o sofrimento.

O estudo das características emocionais do paciente de câncer (tema do próximo capítulo) levou-me à revisão de várias posturas. E o primeiro fato que me estimulou no mesmo sentido foi a lembrança de Luíza, a jovem que conheci no hospital e que aos vinte e oito anos me disse: "Agora valorizo mais a qualidade do que a duração de minha vida."

Parece que logo ela se deu conta de que podia contar com minha compreensão e, em nossa segunda conversa, revelou-me que não sabia se já havia sido amada de fato. O pai de seu filho, diante das responsabilidades da sua gravidez, passou a beber com frequência e a deixou.

Depois de seu câncer, ela tratara de procurar por alguém que fosse capaz de querê-la como ser humano e não apenas como a mulher atraente que ainda era. Luíza parecia estar descobrindo seus outros atrativos, que iam muito além da beleza do corpo. Pela internet conheceu alguém que, antes de vê-la, percebeu a pessoa que ela era e notou-a internamente muito bonita.

Ele era casado, embora em processo de separação, e ela tinha seu filho e uma família rígida, que a ajudava a criar o menino. Foi portanto mais conveniente que se encontrassem numa cidade, longe de ambas as famílias.

Nunca vou me esquecer daquela história de Luíza e Renan: depois de longas viagens, ambos se encontraram e se conheceram. Para Luíza, encontrar, numa estação distante, aquele homem que estava à sua espera, sabendo que ela não tinha mais um corpo normal, fora a mais profunda vivência de que ela podia sim ser amada e de que tinha, afinal, o direito a um intercâmbio afetivo, sincero e alegre, como todos nós buscamos de um jeito ou de outro.

Eles conversaram, passearam muito, ele lhe mostrou a cidade, em tudo que ela mais apreciaria e tiveram também seu intercurso sexual, bem sucedido, aliás. E ela enfatizava ao me contar: "A gente precisa mais de afeto agora, do que precisávamos antes, e descobrir que podemos ser queridas, sem pena, fortalece muito nossa auto-estima." Comentário indiscutível.

Também não posso esquecer que Luíza me alertara para nunca tirar o sutiã diante de alguém, a menos que se tratasse de consultas médicas, pois a nossa é um tipo de mutilação muito chocante, mesmo para outras mulheres. Ela chegou a temer que Renan não pudesse ter com ela uma intimidade sexual. Mas ele não hesitara em afirmar que nunca chegou a pensar nela com os seios, pois já a conheceu sabendo o que houvera. Suas palavras, textualmente, teriam sido estas: "Se seus seios não estão aí, eu não os procuro; se existissem fariam parte do jogo, mas não fazem e isto não impede que tudo seja muito bom."

Foi uma postura digna e humana, que trouxe para Luíza um critério mais amadurecido de valor pessoal, porém não deixou de ser uma dupla mensagem, ou seja: "Você merece ser querida, ainda que seu corpo tenha perdido algo tão significativo da feminilidade, mas se os seios estivessem aí poderia ser melhor, eles fariam parte do jogo."

Com o tempo, Renan afastou-se dela como parceiro, pois ansiava por uma companheira que a ele se dedicasse regularmente, o que não era possível para Luíza. Todavia, ele nunca a abandonou e tornou-se um amigo realmente dedicado.

Outras histórias também me impressionaram.

Certa feita perguntei a um amigo, cuja esposa tivera experiência idêntica à minha, como seguiu a vida sexual do casal, e ele me contou que, após a cirurgia dela, passaram a sair mais, buscaram novos divertimentos, iam dançar, namoravam, mas adiaram bastante uma relação sexual. Quando esta aconteceu, disse-me ele que buscou, em seu íntimo, todo o carinho que sentia pela esposa para abraçá-la, mas já não sabia como acariciar aquela companheira, com a qual mantivera uma privacidade de vinte anos – e até que ela fizesse a cirurgia plástica de reconstrução mamária, eles não voltaram a ter a velha intimidade.

Ao final da conversa, ele opinou espontaneamente: "Faça a cirurgia, Antonieta, recupere um corpo normal, ainda que seja apenas para a sua própria alegria; afinal, os seios não implicam só na beleza feminina, eles ajudam a compor a própria dignidade de uma mulher."

Aquele amigo estava certo em seu comentário.

Nunca me arrependi de ter escolhido a mastectomia radical, pelo critério da maior segurança contra recidivas da doença. Mas seu resultado estético não é apenas a grande cicatriz num tórax que perde suas curvas: ganha-se uma nova curva, ou seja – um afundamento. É mais constrangedor do que uma ausência de seio. Algo de que ninguém escapa de se envergonhar. Atinge de fato nossa dignidade.

Eu procurei, então, saber quais as possibilidades, cirurgicamente menos agressivas, de reconstrução plástica de mama – pois no hospital onde sou tratada, costuma-se usar uma fatia de músculo da região abdominal, para compor o novo seio, o que implica em dupla cirurgia, e o meu ainda foi um caso de mutilação bilateral.

A consulta a um amigo e cirurgião plástico de larga experiência trouxe-me o esclarecimento de que o uso de próteses texturizadas de silicone, subsequente ao descolamento da pele na respectiva região, constitui um procedimento simples e de resultado satisfatório.

Mas, além do esclarecimento, aquela consulta trouxe-me o inestimável presente do atendimento ao meu caso. Três profissionais (dois cirurgiões e uma instrumentadora) se deslocaram para o hospital de minha conveniência e privilegiaram-me sobretudo com sua responsabilidade.

Em mais um gesto de apoio, o dr. Renato esteve presente e testemunhou a habilidade cirúrgica daqueles profissionais.

Coisa de amigo? Bem mais do que isto, entendo eu: coisa de médicos que conhecem o papel de sua atuação, na história de vida de cada pessoa – o que supera bastante, a preservação da vida.

E graças ao empenho dos cirurgiões plásticos: dr. Arnaldo Corrêa de Barros e dr. Newton Zanetta, agora não tenho mais vergonha de meu corpo e resgatei a alegria da feminilidade.

Como mulher e terapeuta, devo enfatizar que homem e mulher não expressam amor de formas idênticas, ainda que possam valorizá-lo de modo semelhante. A natureza de ambos é distinta – física, afetiva e emocionalmente.

Trago comigo, por exemplo, a imagem de que, enquanto o homem abraça com o envolvimento de seu tórax e braços mais fortes, a mulher se deixa envolver ou aninha o parceiro em seu colo, isto é, com os "seios que se dão, para acolher".

E para nós, mulheres mastectomizadas, é mais do que, de repente, não nos reconhecermos no próprio corpo: parece que passa a faltar espaço, para ali caberem sentimentos bons e ruins, que cresceram com a doença e com os tratamentos – sentimentos que tiveram que "ser empurrados mais para dentro, mais para o fundo do coração".

Simbolicamente, as grandes vivências e lembranças afetivas são guardadas no peito, muito mais do que na mente ou na memória.

Antes de arfar no entusiasmo do sexo, nossos seios já expressavam entusiasmo, projetando-se na busca pela vida, no encontro de amizades, esperanças, alegrias, na admiração a um ídolo, no descortinar de cada envolvimento – e também já se encolhiam nos suspiros da saudade, da espera, na tristeza de cada despedida, ou nas tensões do medo.

Depois do câncer, eu me dei conta de que houvera idealizado muito o amor de um casal e ainda acreditava que minha mente ensinaria aos meus olhos, mãos, pernas, lábios, pele e quetais, a mesclarem aquilo que os seios haviam transmitido e acolhido antes, em seu pareado simbolismo, em sua maciez única. Eu quisera crer que o afeto verdadeiro de um homem por uma mulher viesse sempre de dentro para fora e que não se submetesse necessariamente à aparência material ou à atração corporal.

Idealizações de adolescente, que revivi por meio da história de Luíza e Renan, até lembrando do papai, quando dizia, por exemplo, que "quem ama o feio, bonito lhe parece".

Mas, do alto de meus cinquenta anos, depois de quase trinta trabalhando com comportamento humano, o câncer me levou a rever, entre outros fatos, este aspecto de minha educação que fora um tanto utópica: a relação entre amor e sexo.

A psicologia analítica de C. G. Jung descreve claramente o horizonte que distingue e também liga o masculino e o feminino. Desde a adolescência, o homem traz sua imagem do "eterno feminino" (ou sua *anima*), enquanto nós, mulheres, compomos nosso herói, ou "eterno masculino" (o *animus*). São arquétipos da alma humana que vão, a partir daquela etapa, desabrochando.

Quando duas pessoas se apaixonam, costuma acontecer um fenômeno chamado "espelhamento", isto é, cada um encontra a si mesmo refletido no outro e começa a ver-se, com sua *anima* ou *animus*, complementando-se no outro, que possui qualidades que se admira, mas nem sempre se possui...

Em nos projetando, porém, também projetamos nossa idealização de masculino (ou feminino), que não raro tem a ver com o pai idealizado da mente feminina, ou vice-versa. O homem ideal (ou a mulher) raramente corresponde à pessoa real e é comum, nas paixões, querermos modificar o parceiro de carne e osso, para que coincida com nossa idealização. Assim costuma se estabelecer, inclusive, uma dependência na qual cobramos de nosso parceiro, aquelas qualidades sonhadas.

Penso que, quanto mais tradicional a educação, mais intensa a possibilidade de que a dinâmica acima aconteça nos vínculos afetivo-sexuais da juventude e maior o risco de que se desenvolvam expectativas utópicas daqueles vínculos – porque a educação tradicional favorece que necessidades ainda infantis, de afeto, carinho e auto-afirmação, se confundam com o apelo da sexualidade, que emerge mais intensa e que é o próprio gatilho de cada relacionamento.

Só que a educação tradicional que minha geração ainda recebeu, não reconhecia como válido o apelo da sexualidade, senão depois de se assumir um envolvimento afetivo, de preferência "comprometido" – como se o caminho da natureza humana não se processasse exatamente pelo caminho contrário: é o sexo que costuma trazer, atrás de si, o afeto.

Neste contexto, aparência e aspecto físico têm uma importância toda especial, porque ajudam a compor nosso *animus*, ou *anima* e a irmos adequando uma imagem idealizada à realidade de nosso parceiro ou parceira.

Para que nossas relações amadureçam e para que amor e sexo deixem de se misturar e venham a ser, isto sim, forças complementares em nossas ligações, é preciso que nos livremos das imagens, tanto negativas como positivas, de nossos pais – é preciso superarmos nosso papel de filhos (ou filhas). Mas o mundo está cheio de adultos cronológicos, que ainda se relacionam mais com os fantasmas dos pais do que com seus parceiros reais.

E os homens, que buscam em nós a identificação de sua *anima* e que se encantam, em nós mulheres, por suas figuras femininas idealizadas, não podem olhar com naturalidade para um corpo de mulher mutilado em seu símbolo maior de feminilidade.

Quando eu pensava, por exemplo, que "quem ama o feio, bonito lhe parece", ainda me agarrava à expectativa do homem-pai idealizado.

E minha geração de mulheres, que nos anos 1960 começara a ganhar espaço no universo antes prioritário para os homens, parece ter sido uma geração de moças que precisavam idealizar, ainda mais, seus *animus*, para vencerem velhos tabus da sexualidade e das possibilidades profissionais. Por isso, eu creio, desenvolvemos valores um tanto utópicos, nestes dois terrenos.

Nossos pais, raramente com grande instrução e desejosos de nos verem superá-los, exageraram nos sonhos a nosso respeito. E nós, talvez sem nos darmos conta, ampliamos aqueles sonhos.

Se já não esperávamos por um príncipe que viesse nos resgatar do lar paterno, no clássico cavalo branco, sonhávamos, em contrapartida, com parceiros emocionalmente bem mais fortes ou equilibrados, do que fisicamente seriam aqueles príncipes.

Enquanto isso, nossos parceiros se deslumbravam com nossos rompantes de liberdade (bem conveniente ao seu lado "macho"), mas eram ainda muito fiéis à sua *anima*, ou seja: eles achavam ótimo que nós dividíssemos com eles as responsabilidades antes masculinas do sustento material, por exemplo, mas não nos imaginavam menos "domésticas" na cama e na cozinha. Provavelmente nunca deixaram de nos desejar, também, "menos mães ideais", sobretudo até a maturidade.

E quando um homem nos diz, como fez aquele amigo: "Faça a cirurgia plástica, Antonieta, recupere um corpo normal... afinal, os seios não implicam só em beleza, eles ajudam a compor a dignidade de uma mulher", a gente se dá conta de que é difícil seguir sentindo-se "uma mulher por inteiro", sem eles.

Ainda que nossa vida sexual tenha sido sacrificada, como foi a minha, numa determinada circunstância, a gente não deixa de ter uma sexualidade, que não deve perder seu espaço, ainda que simbólico ou sublimado.

No livro de Jean-Yves Leloup, *O corpo e seus símbolos*, há uma descrição muito interessante do que ele chamou "a escada dos níveis de amor", ou seja:

> ... a sexualidade é uma etapa da escada – e se partimos de um movimento ascendente, ela será a primeira etapa, com características bem vorazes.
>
> Na etapa seguinte, encontramos algumas formas de amor que podem ser patológicas, porque são formas de possessão, de mania... é a paixão que nos faz passar por estados extraordinários, mas pode também ser um inferno, pelo ciúme que desencadeia. Este amor não é devorador, mas "de posse e de dependência" – não é um dom, mas uma solicitação.
>
> Depois desenvolvemos um amor de necessidade e de desejo, que expressa nossa libido, ou seja, o interesse de uma pessoa por outra, desejando-a e encantando-se com ela.

> É mais adiante que descobrimos a ternura, que é uma maneira de "harmonizar o nosso ser com o ser do outro", o nosso ritmo ao ritmo do outro – o amor-amizade, do dar e do receber, relação de confiança, ajuda e parceria. Os antigos chineses diziam que, da harmonia entre o homem e a mulher, depende a harmonia do universo.
>
> É esta harmonia que traz um amor sem possessão nem dependência, é o amor que respeita a liberdade e a individualidade do outro. É uma espécie de "amizade-amorosa", com a qualidade da consideração, que faz a amizade mais profunda e que ainda pode ter o componente (real ou simbólico) da atração e da libido.[2]

O câncer feminino, especialmente o de mamas, é um grande teste e pode ser um precioso estímulo para que nós lidemos com nossa realidade afetivo-emocional, de um modo pelo menos mais franco.

Se antes eu comentei que minha geração desenvolveu valores um tanto utópicos na busca da integração entre amor e sexo, creio que, em contrapartida, a mesma geração, hoje beirando os sessenta anos, parece saber o que tão bem comentou Arnaldo Jabor:

> O ritmo do tempo acelerou o amor, o dinheiro contabilizou o amor, matando seu mistério impalpável. Hoje, temos controle, sabemos "porque amamos" – mas o amor é a recusa desse desencanto – ele cria em nós a sensação do Ser, que só é perceptível nos breves instantes em que entramos em compasso com o universo. Nosso amor é uma reprodução ampliada da cópula entre o espermatozoide e o óvulo se interpenetrando.
>
> Por obra do amor, saímos do ventre e queremos voltar, queremos uma "reintegração de posse" de nossa origem, indo até a dança primitiva das moléculas. Somos grandes células

[2] Jean-Yves Leloup, *O corpo e seus símbolos*. Petrópolis, RJ: Ed. Vozes, 2001, pp. 78 a 82.

que querem se reunir, separados pelo sexo, que as dividiu (aliás, "sexo" vem de *secare*, em latim: separar, cortar).[3]

É, parece que nossa geração afinal está percebendo que amor e sexo "se temperam" mutuamente, quando são especiarias de boa qualidade, cultivadas com cuidado, com aquele bom gosto que já não dá espaço às ilusões de poder sobre o outro ou sobre o nosso meio. Temperos bem escolhidos são as combinações que sobrevivem enquanto estão sendo preparadas, enquanto degustadas, e para sempre no paladar conhecedor de seus componentes...

E quem conhece temperos, em seus aromas e viços de cada época e idade, sabe que o amor, com a magia da ternura, incorpora no tempo as realizações de uma libido que se impregnou em nossa alma.

Enfim, nós temos meios de saber que amor e sexo são componentes que podem ou não se integrar, mas para quem os conheceu distintos e em apropriadas reações, o amor sobrevive com o sabor que podemos degustar, compassada e compassivamente, quando conseguimos cultivá-lo com o outro e para o outro, tanto quanto para nós.

Por outro lado, não podemos deixar de observar os jovens de agora, que "ficam" com tantos parceiros numa só noite de balada ou de festa, com o paladar grosseiro de quem "engole um *hot dog*" de qualquer esquina, como se a sexualidade fosse um mero objeto de consumo. E convém não desviar o olhar do fato de que, entre os da minha geração, não são poucos os que lhes oferecem este modelo.

Ou será que muitos filhos, já antes da puberdade, não notam a variedade de pares com os quais desfilam seus pais e mães, tantas vezes separados?!

Ganhos e perdas da adolescência e da maturidade cheias de ansiedade...

---

[3] Arnaldo Jabor, *Amor é prosa, sexo é poesia*. Rio de Janeiro: Ed. Objetiva, 2004, pp. 165 e 167.

Mas este é um livro que tem por tema a vivência e a compreensão do câncer em seus componentes emocionais. Por empolgante que seja escrever sobre amor e sexo, é tempo de voltar ao fato de que foi a vivência do câncer que me levou a reconsiderar o papel e o espaço de ambos nesta vida e no meu próprio caminho.

Quem sobrevive a doenças desse tipo, com ou sem mutilações, costuma ter importantes readaptações a serem vencidas: são preciosas oportunidades de reflexão sobre a qualidade dos espaços e vivências que escolhemos para nós, neste mundo; são preciosas oportunidades de resgatarmos nossos melhores potenciais, muitas vezes brotados na adolescência e nem sempre bem cuidados depois, por nós mesmos.

A experiência do câncer me mostrou, por exemplo, que a vida nos impõe inúmeras cicatrizes, externas e internas, mas não basta que nos acostumemos a conviver com elas: é preciso reaprendermos a nos movimentar bem, vida adentro, apesar delas.

Por enquanto me detive e até divaguei em re-descobertas conceituais e na revisão de valores afetivos. Mas depois de explicar como o nosso aparato emocional se põe à mercê do câncer e o favorece, prometo contar como têm acontecido alguns passos concretos que me trazem mais fortalecida até aqui.

Eu ouço música

Eu ouço música como quem apanha chuva:
resignado
e triste
de saber que existe um mundo
do Outro Mundo...

Eu ouço música como quem está morto
e sente
já
um profundo desconforto
de me verem ainda neste mundo de cá...

Perdoai,
maestros,
meu estranho ar!

Eu ouço música como um anjo doente,
que não pode voar.

Mário Quintana

Capítulo 7

Compreendendo o Câncer

Agora vamos tratar de compreender como o câncer funciona, com seus componentes emocionais. Foi por aí que eu comecei a encontrar um bom caminho para a melhor sobrevida possível.

Desde 1998 tenho buscado leituras que esclareçam como se desenvolve esta doença, da qual existem muitas espécies.

São inúmeros os artigos que apontam índices de mortalidade relativos a cada variação da moléstia, seus exames preventivos e os progressos da ciência, possibilitando maiores índices de cura, os quais felizmente estão crescendo.

Mas após exaustiva pesquisa, incluindo as facilidades atuais da internet, constatei que textos explicativos sobre câncer (em português e em linguagem acessível) ainda são poucos, entre nós.

De fato, trata-se de um assunto que suscita muitas perguntas, para as quais algumas respostas já são conhecidas e tudo indica que nenhuma causa isolada fecha a questão de suas origens.

Há estudiosos que dão ênfase às explicações genéticas, outros valorizam os fatores ambientais; aliás, estes, atualmente, têm detido grande atenção dos pesquisadores, pois são muito procuradas as substâncias que possam ser carcinógenas e estas substâncias abrangem desde a fumaça dos cigarros, a poluição do ar, os estrogênios (hormônios sintéticos encontrados em certas drogas), os adoçantes à base de ciclamatos, o amianto e até o cloreto de vinil, muito usado na produção de plásticos.

Na pesquisa que empreendi, valendo-me do excelente atendimento oferecido pela Bireme, junto à Biblioteca da Escola Paulista de Medicina, encontrei apenas três estudos consistentes sobre as relações entre o câncer e fatores emocionais. Paralelamente, quase todos os médicos com os quais conversei, chamaram minha atenção para aquelas relações. Mas, no Brasil, ainda são poucos os oncologistas que se detêm neste tema, ou que encaminham seus pacientes para um acompanhamento psicológico, entrosado ao tratamento físico.

Por incrível que pareça ainda há, no âmbito médico, alguma resistência em olhar para os componentes psicológicos das moléstias em geral, com exceção da área explorada pelos homeopatas. E é muito natural que minha formação em psicologia cobrasse esclarecimentos sobre os mesmos componentes.

Então, vamos lá. Resumir o que pude apreender sobre o assunto é um desafio necessário, para esclarecer sem confundir.

> Entender o câncer exige um raciocínio analógico, ou seja: imaginemos um Estado, que pode sair-se bem, mesmo que alguns cidadãos se recusem a trabalhar, ou sejam anti-sociais; se tal grupo de elementos destrutivos aumentar muito, poderão ameaçar a segurança e sobrevivência do todo.
>
> O Estado tentará se defender, mas se esta tentativa falhar, o colapso de seu equilíbrio será inevitável. A longo prazo, o método que o Estado costuma usar é a eliminação radical dos dissidentes, já que recuperar sua colaboração costuma ser impraticável – e a reação pode trazer o caos, pois o objetivo das forças de oposição geralmente é destruir a grande organização e disseminar a desordem, para se fortalecer... está aí uma boa comparação de como o câncer se desenvolve.
>
> Mas ele não é um fenômeno isolado, manifesto apenas em tumores e as células cancerosas não vêm de fora como um ví-

> rus, por exemplo: elas estavam a serviço de um órgão ou parte do corpo e colaboravam para a sua sobrevivência; mas, de repente, abandonam sua identificação com o todo, desenvolvem objetivos próprios e põem seu próprio desenvolvimento em primeiro plano – rompem seu entrosamento com a comunidade celular e entram numa multiplicação desordenada, que pode compor um tumor ou pode buscar pontos de apoio por toda a parte (fenômeno conhecido como metástase).
>
> O que sobra da comunidade da qual se excluiu (o corpo), ainda é usado como anfitrião, para alimentar os "núcleos revoltosos".
>
> Mas ao usar cirurgias, quimioterapias, etc., o corpo age exatamente como o Estado, que se vale de mísseis, explosivos ou o que puder, para não se ver destruído.[4]

Por que células bem comportadas passam a se rebelar? Porque num dado momento, o organismo deixa de se interessar pelo desenvolvimento delas, as quais se desligam da organização natural e tentam subordinar o todo, aos seus interesses particulares: existe inclusive um livro bastante técnico, que explica o câncer e cujo título é *Uma célula renegada – como o câncer começa*.[5]

Parece que o grande problema é que o todo muitas vezes não espera pelo amadurecimento de seus elementos, e cada um deles é que tem que descobrir um papel útil que possa assumir, a despeito de ter ou não o apoio de que precisa do meio.

Já sobre os aspectos emocionais do câncer, foi no trabalho do psicólogo norte-americano dr. Lawrence LeShan, que encontrei os subsídios cientificamente mais bem fundamentados.

Dr. LeShan teve por formação clínica a psicanálise tradicional (freudiana), método que foi adaptando, ao longo dos trinta anos em que se dedicou à psicoterapia de pacientes desta doença. É gran-

[4] Thorwald Dethlefsen e Reidiger Daheke, *A doença como caminho*. São Paulo: Ed. Cultrix, 1997, pp. 233 a 236.

[5] Robert A. Weinberg, *Uma célula renegada – como o câncer começa*. Rio de Janeiro: Ed. Rocco, 2000.

de a tentação de reproduzir aqui todas as anotações resultantes da preciosa aprendizagem que pude compor, com o que ensina o dr. LeShan. Mas como este não é um livro técnico, será mais apropriado selecionar aquelas informações que sejam esclarecedoras para o público leigo e igualmente úteis aos colegas interessados pelo tema.

Quando começou a trabalhar intensivamente em sua pesquisa, o dr. LeShan descobriu que

> ... os melhores livros sobre câncer do século XIX afirmavam, em sua maioria, que a história de vida emocional desempenha um papel importante na tendência de certas pessoas, em adquirir tal moléstia e na sua evolução.
>
> Estamos comentando estudos do século XIX. Acontece que, sem testes bioquímicos, sem raio X, técnicas de exames computadorizados e etc., os médicos tinham que escutar mais os pacientes, para refletirem sobre suas queixas e em os escutando, tomavam conhecimento de suas histórias e sentimentos. Como eram muito repetitivas as narrações de grandes perdas e desesperanças, acontecidas antes dos primeiros sintomas da doença, os fatores emocionais não podiam ser ignorados.
>
> No início do século XX, este ponto de vista esteve ausente das pesquisas: durante meio século ficou fora de moda a medicina psicossomática, enquanto a cirurgia vinha se desenvolvendo como a forma mais eficiente de lidar com os tumores. Logo surgiu a radiação como método terapêutico, o que reforçou a ideia de que se tratava de um problema corporal localizado, ao contrário do conceito psicossomático do câncer, como um aspecto do funcionamento do ser humano como um todo. E a psiquiatria mal entrava em sua fase descritiva.[6]

Já nas últimas décadas, a literatura médica não discute o fato de que o câncer não é uma doença única, mas diversas doenças

---

[6] Lawrence LeShan, *O câncer como ponto de mutação*. São Paulo: Ed. Summus, 1992, p. 22.

relacionadas, que afetam de várias formas diferentes partes do corpo humano. É, em parte, pelo fato de serem tão heterogêneos os diversos tumores, que mesmo os grandes avanços científicos nem sempre culminam em sucesso, no tratamento dos pacientes.

Vejamos, por exemplo, alguns comentários importantes de uma profissional brasileira:

> Em 1982, a descoberta do oncogene, na Espanha, por Mariano Barbacid, ou seja, a descoberta do gene ligado ao surgimento do câncer significou um marco na luta contra este mal.
>
> Hoje, mais de cem oncogenes estão detectados e já se sabe que são múltiplos os fatores genéticos na etiologia da doença, entre os quais estão os oncogenes.
>
> A pesquisa do genoma-câncer (como em São Paulo já se faz, no Instituto Ludwig de Pesquisa juntamente com a Fapesp) também traz importantes esclarecimentos, por exemplo, sobre os padrões de metástase de vários quadros.
>
> Nos países mais ricos, os oncologistas já contam com possibilidades de prescrever tratamentos individualizados para os doentes, baseando-se nas características moleculares de cada tumor. A quimioterapia, em forma de pílula, age seletivamente sobre as células malignas, o que preserva tecidos sãos e diminui efeitos colaterais.[7]

A quimioterapia e a radioterapia (radiação por cobalto) tradicionais já provaram sua eficácia em grande parte dos casos. Todavia, as causas do câncer (ou dos cânceres) continuam sendo motivo de discussões e controvérsias.

E foi só em meados do século XX (1955), que os estudos começaram a trazer afirmações incisivas sobre o papel da história da vida emocional, na resistência de pessoas ao contraírem câncer e

---

[7] Marlene Nobre. Trecho de palestra proferida no "Segundo Encontro Internacional de Associações Médico-Espíritas". São Paulo, 2003.

na sua evolução, embora este fator jamais fosse visto como único, na origem e dinâmica da moléstia.

Como antes mencionei, foi nos estudos do dr. LeShan que encontrei os esclarecimentos mais significativos sobre este aspecto da questão (destaques meus):

> Já se sabe, por exemplo, que *diferentes emoções têm efeitos fisiológicos específicos*, independentes do genoma (conjunto de gens) de cada família, de modo que *um oncogene pode se manifestar em alguns de seus membros e não em outros*.
>
> *Emoções negativas provocam determinados efeitos químicos prejudiciais ao corpo* e, recentemente, pesquisadores começaram a identificar *provas de que as emoções positivas também causam alterações químicas específicas*. Afirma-se, com segurança, que o cérebro produz uma enorme variedade de *encefalinas e endorfinas,* que não só eliminam a dor, como ajudam o doente nos primeiros passos para a recuperação.
>
> O cérebro também participa na produção, pelo sistema imunológico, de *gamaglobulina*, vital às nossas defesas orgânicas e recentes descobertas chamaram atenção para a produção cerebral de *interferona*, uma substância bloqueadora do câncer.
>
> Parece bastante provável que em situações de depressão, desespero, medo, pânico e frustração, os recursos de cura do cérebro humano não se encontrem totalmente envolvidos. Por outro lado, em situações onde há maior esperança e vontade de viver, identifica-se a capacidade do cérebro para provocar alterações químicas desejáveis.[8]

Nos últimos vinte e cinco anos, a literatura psiquiátrica internacional conta com estudos realizados, por exemplo, por C. B. Bahson, D. M. Kissen, M. Reznikoff e B. Klopfer, além de Lawrence LeShan, sobre correlações entre distúrbios emocionais

[8] Lawrence LeShan. *Brigando pela vida*. São Paulo: Ed. Summus, 1994, pp. 13 a 15.

e doenças malignas. Tratam-se de trabalhos que em sua maioria não estão divulgados no Brasil, além dos domínios médicos.

Os estudos do dr. LeShan estão, certamente, entre os que mais se destacaram nas tentativas de lidar, preventivamente, com aquelas moléstias. Alguns de seus livros estão traduzidos inclusive para o nosso idioma e seu trabalho não é novo: teve início em 1947.

Em 1952, com subsídios para realizar legítimas pesquisas científicas, o dr. LeShan recorreu aos principais hospitais de Nova York, no intuito de investigar o câncer, enquanto doença influenciável por fatores de personalidade. Foi encontrar respaldo no Instituto de Biologia Aplicada, onde passou a trabalhar em período integral com seus pacientes.

Começou com detalhadas entrevistas psicológicas, aplicou diversos tipos de testes de personalidade e, gradualmente, passou a trabalhar na psicoterapia dos pacientes de câncer do Trafalgar Hospital. Chegou a definir um perfil de personalidade de doentes deste mal, baseado no material colhido em trinta e cinco anos daquela atividade psico-terapêutica, que se revelou a fonte mais completa de conhecimento dos fenômenos que pesquisava.

Tornou-se nítido para o dr. LeShan o contexto em que o câncer costuma se desenvolver: na grande maioria dos casos que acompanhou, existia, antes dos primeiros sinais visíveis da doença, a perda de esperança ou o grande medo de não se conseguir uma realização real na vida, em consequência de dificuldades de relacionamento e de expressão afetiva, por parte dos pacientes.

Independente do sucesso individual e profissional, em geral, eram pessoas que não se sentiam realizadas ou não conseguiam que fosse duradouro o sucesso, acabando por se sentirem à deriva, num ou noutro aspecto de suas histórias.

Ao longo dos anos, o dr. LeShan encontrou a média de 70% a 80% de seus pacientes neste padrão de perda de esperança, contra apenas cerca de 10% no grupo de controle, isto é, um grupo de pacientes equiparados em idade, sexo, instrução e classe social, porém sem nenhuma doença. Foi ficando, portanto, *bastante clara uma li-*

gação entre o câncer e o modo de o paciente enxergar a si mesmo e seu ambiente, o que o remeteu forçosamente ao levantamento dos pontos mais comuns, na história de vida daquelas pessoas.

E ele constatou que (destaques meus):

> *... em quase todos os casos, a capacidade de relacionar-se fora prejudicada no início da vida, geralmente durante os primeiros sete anos*. Com as experiências deste período, *essas crianças cresceram, acreditando que relacionamentos emocionais costumam provocar sofrimento e abandono,* só podendo ser vivenciados às custas de muita dor e rejeição. *A solidão tornava-se sua sina*. Bem ao jeito habitual das crianças, estas também *atribuíam sua solidão a defeitos delas mesmas e não às circunstâncias ou ações dos outros*. A *culpa e auto-condenação* eram reações inevitáveis. E em alguns casos, o sentimento de rejeição foi reforçado por algum acontecimento específico.
>
> Aparentemente foram crianças que conseguiram se ajustar ao ambiente, mas a crença de que relacionamentos sociais eram perigosos e de que algo com elas estava errado, persistia influenciando sua vida como um todo – eram poucas as suas amizades e mesmo conseguindo boas notas e o desenvolvimento de alguma aptidão artística, predominavam seus sentimentos de fracasso.
>
> Contudo, *geralmente pela adolescência ou início da vida adulta, surgia uma oportunidade de se relacionarem com os outros...* e muita energia físico-psíquica era dedicada àquela época feliz de suas vidas. Era como se toda a necessidade de afeto estivesse sendo liberada... e *o intenso relacionamento ao qual se dedicavam, tornava-se seu foco central*.
>
> Quando a situação mudava ou o relacionamento enfraquecia, era devastador para essas pessoas, pois *elas haviam mergulhado no que lhes parecia a única possibilidade de serem felizes* – era como se estivessem sendo privadas de tudo, sem alternativas, senão retornar à antiga solidão e medo de mais dor.

> *Não era incomum que elas acabassem vivendo ou se casando com pessoas emocionalmente perturbadas, pouco abertas afetivamente e mesmo com sérias dificuldades para ganhar a vida.*
>
> Havia casos nos quais o relacionamento central da história dos pacientes era mantido por muito tempo, época em que investiam muito de sua energia física, psíquica e emocional – mas o declínio de seus envolvimentos antigos trazia uma tendência à prostração e mesmo tentando dedicar-se ao trabalho ou atividades de cunho social, já não encontravam grande satisfação.

Em vários pontos de sua explanação, o dr. LeShan comenta que:

> ... há *uma pista fundamental* para compreendermos a personalidade das vítimas do câncer: *parecem ser pessoas que carregam mais emoções, do que formas apropriadas de expressá-las* – e para elas *parece muito difícil recorrer às emoções, em defesa do próprio eu.*
>
> Há em sua vida emocional, uma qualidade aprisionada.
>
> A dificuldade de expressar a energia emocional afeta o paciente de câncer, de duas maneiras:
>
> – quando perdem o canal pelo qual vivem e manifestam emoções (seu primeiro ou maior vínculo afetivo), a vida já não lhes parece valer muito a pena, além de não conseguirem demonstrar raiva ou agressividade em defesa própria, e
>
> – simplesmente não podem acreditar que numa situação de conflito possam estar certas, e a outra pessoa errada.
>
> Ainda mais crucial é o fato de que *a taxa de mortalidade por câncer se mostrou quatro vezes maior, no grupo dos pacientes com canais insuficientes de expressão emocional* – enquanto *1/5 dos pacientes, os que sobreviveram ao longo da pesquisa, eram pessoas que apresentavam canais satisfatórios da mesma expressão*, ou por serem extrovertidas, ou por apreciarem alguma espécie de arte.

Exemplo interessante foi o caso de Louise: ela fora uma criança amada e protegida até os sete anos, quando o pai foi viver em outro país e levou com ele os filhos mais velhos, o que separou a família. Reprimindo a hostilidade que sentia do pai, pelo sentimento de perda, tornou-se mãe assistente e assim negou sua própria necessidade de proteção. Cuidava dos irmãos menores e costumava afirmar que encontrava alguma coisa boa em todas as pessoas.

Mais tarde Louise casou-se com um homem fraco e passou quinze anos cuidando dele e dos quatro filhos - carregou a família nas costas, pois chegou até a sustentá-los com seu salário. O marido morreu e ela conseguiu educar e instruir seus filhos. Apesar das dificuldades econômicas teve uma vida satisfatória, mas o filho mais novo cresceu e começou a trabalhar. Ela foi morar com este filho, até ficar claro que ele não precisava mais dela e que preferia morar sozinho.

Então Louise entrou num período de grande desânimo, tentou *hobbies* e ocupações, mas nada despertava seu interesse. Ela perdera o canal central, em torno do qual construíra sua vida e não conseguira achar outro canal para suas emoções, nem expressar a mágoa ou a raiva. Um ano depois de se separar do filho, surgiu seu câncer de mama.

Parece que o fracasso de pessoas como Louise, na busca de outros relacionamentos e/ou atividades gratificantes são diretamente relacionados à dor vivida na infância ou adolescência: todas as dúvidas vividas ali parecem voltar à tona, na perda da vida adulta.

Ao terminar o relacionamento ou atividade, que permitia à pessoa esquecer o sentimento de abandono e de autodesprezo, parece que a sensação de satisfação antes vivida não significou nada.

Trata-se de *indivíduos que não sabem dizer a si mesmos: 'Bem, eu fui feliz naquela época, a vida tinha significado e se pude me sentir assim uma vez, posso conseguir de novo'*

– é como se o relacionamento que os apoiava, fosse um feliz acaso e não uma coisa boa que eles fizeram acontecer. Geralmente *são pessoas que não se atribuem o mérito da própria satisfação*. A felicidade que sentem na vida adulta não as convence de que merecem ser felizes – é como se seu destino fosse o de serem rejeitadas. E elas continuam funcionando, executando suas obrigações diárias, mas a cor e o entusiasmo abandonam suas vidas, das quais elas parecem se desligar também. Há mesmo fortes indicações de que o grau em que os pacientes se distanciam emocionalmente da vida, pode influenciar a gravidade e malignidade do próprio câncer.

Esta *trajetória emocional estava presente em 76% dos doentes* acompanhados pelo dr. LeShan.

Com base em suas observações:

... o padrão emocional básico do paciente de câncer parece possuir três elementos principais:

1 – uma infância e adolescência marcada por sentimentos de isolamento, como se os relacionamentos significativos provocassem rejeição e muito sofrimento,

2 – *um período em que nasce um relacionamento importante, pelo qual o indivíduo desfruta a sensação de ser aceito pelos outros e encontra um sentido para sua vida, e*

3 – *a perda do relacionamento, o que acarreta um grande desespero relacionado ao sentimento de solidão da infância, porém mais intenso. Nesta fase predomina a convicção de que a vida não encerra nenhuma esperança.*

Em geral, algum tempo após a terceira fase, surgem os primeiros sintomas do câncer.

A união dessas três fases produz uma percepção muito singular do universo: *o paciente de câncer enxerga seu mundo como o via na infância – um universo muito frio e automático*. Indiferente, desinteressado e independente do que faça e de seus esforços, tal pessoa considera sua vida pré-determinada e triste: ela *não se interessa em ganhar dinheiro e conquistar coisas materiais para aproveitá-las*. Ao contrário, *sua dedicação ao trabalho e sua luta material é um grande esforço para encontrar satisfação na vida por meio dos objetos, mas como estes não são bem aproveitados, não saciam, de fato, sua fome*.

Para a maioria dos pacientes de câncer, *o trabalho é um meio pelo qual podem tentar aproximar-se dos outros, comunicar-se*.

É também *comum que a aproximação de alguém que se interesse por eles*, como crianças de orfanato diante de uma visita, *levem-nos a solicitar tanta atenção ao novo amigo-namorado(a), que este(a) acaba por se cansar e afastar-se*.

É uma dinâmica de relacionamentos, na qual *o medo da rejeição leva as pessoas a provocarem-na*.

Assim, grande parte destes indivíduos são muito alertas à aproximação de qualquer criatura nova em seu ambiente: será que a nova criatura os rejeitará? E apesar de temerem que isto ocorra com eles, criam testes e testes para aplicar em qualquer amigo, amante ou cônjuge em potencial – até que, finalmente, acontece o fracasso previsto e muitas vezes eles rejeitam, antes de serem rejeitados.

Ao mesmo tempo são pessoas que fazem grandes exigências a si mesmas, mas se conseguem atingir seu objetivo não o reconhecem. É como se dissessem à vida: "Se eu puder realizar estes desejos, os outros terão que me aceitar e me amar e eu poderei de fato fazer parte deste mundo, ligar-me a ele pelas respostas dos outros" – mas com padrões tão elevados, nenhum sucesso real é considerado suficiente e mesmo algum reconhecimento e respeito dos outros lhes parecem pouco convincentes. A criatura que está convencida de que o fracasso é inevitável, com frequência fracassa, por maior que seja sua competência.

Outro fato muito característico (como já foi comentado) é que na trajetória descrita, o paciente de câncer carrega

> maior quantidade de emoção do que é capaz de expressar, mas não percebe a possibilidade de recorrer à sua emoção, em defesa de seu eu.
>
> Todavia, um canal para o mundo exterior também pode ser reaberto para esse paciente: *se ele puder encontrar, aceitar e expressar adequadamente a parte rejeitada de si,* os outros não escaparão de aceitá-lo e responder a ele positivamente. Para *isso precisa em primeiro lugar, compreender que, na realidade, ele também acabou rejeitando a si mesmo.*[9]

Creio que aqui foi resumido o que aprendi de essencial, em três anos de estudo sobre os aspectos emocionais desta doença, que estamos buscando compreender.

Duas percepções me impressionaram, especialmente, em tudo o que descrevi e transcrevi aqui:

1 – O sentimento de rejeição na infância acarreta um alto grau de carência e/ou exigência, que levam mais tarde o paciente a provocar, ele próprio, toda uma história de rejeições e assim se descreve uma trajetória em seu ambiente, muito semelhante ao comportamento da célula cancerígena no corpo: o paciente age como “aquele revolucionário que questiona o Estado, deste se aparta e entra num processo de desordenada multiplicação” (descrição inicial do capítulo). Ou será que, ao contrário, é a célula cancerígena que repete, no corpo, o comportamento que o paciente de câncer tem, em relação ao ambiente ao qual não consegue se integrar, desde a rejeição inicialmente experimentada e vivida como se fosse seu destino inevitável e implacável?

2 – Na medida em que ia conhecendo as pesquisas mais consistentes, sobretudo aquelas do dr. LeShan, fui vendo e revendo minha própria história: vi a rejeição de minha mãe e de meus irmãos, diante da predileção que tive de papai, o namoro tão cheio de expectativas aos dezessete anos, que redundou em rompimento

---

[9] Lawrence LeShan, *Brigando pela vida*. São Paulo: Ed. Summus, 1994, pp. 49 a 63.

seguido de uma primeira experiência depressiva, o esforço para sobressair intelectualmente nos estudos e na profissão, o que só dificultava minha sociabilidade, os altos objetivos difíceis de serem atingidos ou preservados, os crônicos empecilhos do medo e da ansiedade, o casamento com alguém que já era dependente antes de adoecer fisicamente e a morte do pai, que trouxe, concretamente, de volta, a pior fase de solidão da infância e, algum tempo depois, a primeira suspeita confirmada de câncer mamário: símbolo daquele aconchego materno que eu nunca tive (que a psicanálise chama de 'seio mau') e que acabei por atacar em mim mesma, como se tivesse culpa de ter nascido e de ter desejado atenção e amor.

Por fim, a solidão na qual atravessei as duas manifestações da doença e seu tratamento, foi um reviver, dramático e desafiador, do medo que experimentara na infância, quando mamãe e meu segundo irmão enfatizavam algum perigo e eu compreendia que tinha que arrancar coragem de mim mesma, porque não teria o amparo desejado.

É normal que pessoas doentes apresentem alguma dose de regressão à necessidade infantil de proteção. Mas tudo fica bem mais difícil, quando esta necessidade é pouco considerada pelos que cercam o paciente. Foi na segurança e atenção do dr. Renato e no amor a meu filho, que tive o apoio decisivo naquela época, paralelamente à fé em Deus, que podia partilhar com o médico-amigo.

Nesse filme revisto, com o auxílio essencial de uma colega terapeuta, dos estudos que alinhavei e de algumas pessoas que fui aprendendo a buscar, venho abrindo, devagar, as brechas que me são possíveis e tentando reintegrar-me ao mundo e à vida, sem subterfúgios ou armadilhas para mim mesma.

Uma das mais especiais ajudas que encontrei, está numa frase do dr. LeShan em seu livro *O câncer como ponto de mutação*: "*É essencial que a pessoa aprenda, primeiro, a cantar plenamente sua própria canção*" e, então, como parte de suas necessidades humanas, encontre uma maneira realista de expressar sua relação com os outros. Só assim atuamos como um todo coerente e mobilizamos nosso próprio potencial de cura.

É preciso que a gente aprenda a trocar o medo, pelo direito à vida.

Papai nos ensinou (aos três filhos) a amar a literatura, a poesia e sobretudo a música, e eu sempre tive, portanto, estes canais de expressão afetivo-emocional, ainda quando a solidão fosse mais contundente.

E mais recentemente, participando de um Congresso da Associação Médico-Espírita Brasileira, fui profundamente atingida pela explanação de um psiquiatra que discorria sobre a "terapia do perdão" e, com belíssima inspiração poética, falou da importância de perdoar-nos a nós mesmos, por quantas dificuldades tenhamos, ou acreditemos que nos caracterizam o comportamento.

Então eu senti o que a razão já vinha me dizendo: *cada um de nós também precisa discriminar em que ambiente nossa canção pessoal tem mais chance de ser aceita, apreciada e partilhada.*

Embora ainda não conhecesse ninguém naquela plateia, senti que entre aquela gente, por exemplo, havia muito amor disponível e no qual minhas emoções tão intensas poderiam ser acolhidas, porque bem sintonizadas.

Têm sido quatro anos, até aqui, reaprendendo a viver, assunto a ser desenvolvido no próximo capítulo.

Mas antes quero concluir este, que foi antecedido por um poema, no qual Quintana cantava a tristeza de uma alma doente, agora com a canção pessoal, que encontrei para expressar minha nova trajetória (*Tocando em frente*, de Almir Sater e Renato Teixeira):

> Ando devagar porque já tive pressa
> Levo este sorriso, porque já chorei demais.
> Hoje me sinto mais forte, mais feliz quem sabe,
> Só levo a certeza de que muito pouco eu sei,
> Eu nada sei.
>
> Conhecer as manhas e as manhãs,
> O sabor das massas e das maçãs.
> É preciso amor pra poder pulsar,

É preciso paz pra poder sorrir,
É preciso a chuva para florir.

Penso que cumprir a vida seja simplesmente,
Compreender a marcha,
Ir tocando em frente.
Como um velho boiadeiro levando a boiada,
Eu vou tocando os dias pela longa estrada,
Eu vou, estrada eu sou.

Todo mundo ama um dia, todo mundo chora,
Um dia a gente chega, e no outro vai embora.
Cada um de nós compõe a sua história,
Cada ser em si, carrega o dom de ser capaz,
E ser feliz.

Ando devagar porque já tive pressa
Levo este sorriso, porque já chorei demais.
Cada um de nós compõe a sua história,
Cada ser em si carrega o dom de ser capaz,
De ser feliz.

Eros e Psiquê

... E assim vêdes, meu Irmão, que as verdades que vos foram dadas no Grau de Neófito, e aquelas que vos foram dadas no Grau de Adepto Menor, são, ainda que opostas, a mesma verdade. (Do ritual do Grau de Mestre do Átrio na Ordem Templária de Portugal)

Conta a lenda que dormia
Uma Princesa encantada
A quem só despertaria
Um Infante, que viria
De além do muro da estrada.

Ele tinha que, tentado,
Vencer o mal e o bem,
Antes que, já libertado,
Deixasse o caminho errado
Por o que a Princesa vem.

A Princesa Adormecida,
Se espera, dormindo espera,
Sonha em morte a sua vida,
E orna-lhe a fronte esquecida,
Verde, uma grinalda de hera.

Longe o Infante, esforçado,
Sem saber que intuito tem,
Rompe o caminho fadado.
Ele dela é ignorado,
Ela para ele é ninguém.

Mas cada um cumpre o destino –
Ela dormindo encantada,
Ele buscando-a sem tino
Pelo processo divino

Que faz existir a estrada.

E, se bem que seja obscuro
Tudo pela estrada fora,
E falso, ele vem seguro,
E vencendo estrada e muro,
Chega onde em sono ela mora.

E, inda tonto do que houvera,
A cabeça, em maresia,
Ergue a mão, encontra a hera,
E vê que ele mesmo era
A princesa que dormia!

FERNANDO PESSOA

Capítulo 8

Reaprendendo a Viver

– Quero uma menina, Branca como a neve,
Boca vermelhinha da cor de meu sangue,
Cabelo pretinho assim como o ébano...

Na versão filmada por Walt Disney, era mais ou menos assim a canção que a mãe de Branca de Neve repetia, pedindo aos céus a filha idealizada por ela. Pelo menos é assim a canção que ficou gravada em minha lembrança, depois de ter assistido aquele primeiro filme de cinema em minha vida, e era também esta uma das canções que às vezes papai cantava, para embalar meu sono, porque eu fui uma menina de pele muito clara, cabelos pretos e lábios bem rosados. Ocasionalmente ele até me chamava de "sua Branca de Neve".

Mas não são apenas as lembranças carinhosas de papai, que me remetem àquele conto.

Muitos de nós, terapeutas de formação psicanalítica, sabemos que as lendas, os mitos e contos de fadas estão entre as expressões mais simples e puras do inconsciente coletivo e individual.

Cada pessoa é sempre personagem do conto de alguém e alguém é personagem de nosso(s) conto(s) ou enredo real. Não foi com outra perspectiva que, neste livro, narrei boa parte de minha história de vida.

Depois do câncer, eu retomei a própria análise; porém, desta feita, interessava-me tanto a compreensão de minhas dificuldades, quanto dos potenciais mais saudáveis, como recomenda o dr. LeShan em vários de seus trabalhos.

Assim, voltei a estudar também a interpretação dos mitos e contos de fadas no processo de individuação (mergulho no próprio eu). Por serem essencialmente simbólicos, os mitos e contos nos estimulam com grande propriedade a revolver nossas profundezas e a fortalecer os nossos melhores traços, além de nos ajudarem a "tomar alguma distância de nós mesmos", para nos vermos com clareza.

De fato, com vários doentes de câncer aos quais venho acompanhando em psicoterapia, esse material tão antigo da literatura universal tem se revelado de grande utilidade e aceitação.

No meu caso, eu sabia que o câncer podia ser o início de um fim, ou podia ser uma oportunidade de renascimento. Mas mesmo para morrer, é preciso saber lidar com a vida.

O conto de Branca de Neve levou-me então a uma revisão psicológica da infância e adolescência, ajudando a desvendar ainda os mistérios de uma estrada, provavelmente mais segura para o presente.

Não pretendo que minha história seja um modelo de compreensão a ser generalizado, embora haja pontos muito comuns nas vivências dos pacientes de câncer.

"Cada um de nós deve encontrar sua própria canção", como diz o dr. Lawrence LeShan.

Mas numa síntese, que eu espero seja inspiradora, meu processo de individuação seguiu a trilha simbólica de Branca de Neve.

É muito conhecido este conto, da menina que nasceu como desejavam seus pais e cuja mãe morreu em seu nascimento, sendo logo substituída por uma madrasta muito orgulhosa da própria beleza e que, aos sete anos da menina, viu-se tomada de intenso ciúme da mesma, razão pela qual ordenou a um caçador que a matasse.

Com pena da criança, o caçador a deixa viva na floresta embora sabendo que os animais pudessem matá-la. Mas por ali ela encontra os sete anões que a ela se afeiçoam, cuidam e protegem, além de ensiná-la a trabalhar, se quisesse crescer bem.

Ao descobrir que a enteada vivia e crescia, a madrasta disfarçada de velha (bruxa) tenta matá-la por três vezes: com uma fita à guisa de cinto, com um pente envenenado e com a maçã também envenenada. Salva pelos anões, nos dois primeiros ataques, Branca de Neve sucumbe ao comer a fruta e é colocada pelos amigos num caixão de vidro, na floresta.

Passado o tempo, surge um príncipe que decide transportar seu caixão e o movimento faz com que ela, tossindo, ponha para fora a maçã envenenada e volte a viver.

Deixando de lado um punhado de símbolos, de menor importância ao tema deste livro, devo comentar que eu me veria metaforicamente nesse conto, ainda que papai não me comparasse à sua personagem central.

Pois vejamos: além de ser a filha declaradamente preferida por meu pai, eu nasci quando minha mãe já contava quarenta e um anos – como ela teve antes dois filhos do sexo masculino, até então era a única mulher da casa – e eu, jovem, ameaçava sua primazia e realçava seu envelhecimento. No conto, quando a rainha consulta o espelho mágico sobre seu maior valor, a beleza, repete o antigo tema de Narciso, que amava a si mesmo, colocando-se sempre em primazia. Pais narcisistas são os que se sentem mais ameaçados pelo crescimento de sua(s) crianças(s), pois isto significa que estão envelhecendo.

Eu tivera, do irmão mais velho e sua primeira esposa, várias interferências que aplacavam o rigor às vezes cruel de mamãe, quando nem papai conseguia evitá-lo: houve situações, por exemplo, nas quais apanhei sem saber o motivo e ela justificava simplesmente que estava nervosa. Meu irmão e a cunhada me defendiam, mas em seguida me deixavam sozinha e mais amedrontada, pois sua defesa arrefecia os ânimos de mamãe e do outro irmão, que mais me ameaçavam então.

Os contos de fadas costumam descrever pais, ou mães, tentando livrar-se dos filhos e, em geral, as esposas dominando seus maridos. Do mesmo modo, são comuns os personagens que substituem os pais numa posição mais compreensiva, mas nem sempre eficiente: exemplo disso é o caçador que não matou Branca de Neve, nem lhe deu a necessária proteção, como faziam meu irmão e sua esposa. Uma criança privada de amparo tem que lutar por si mesma e da melhor forma possível.

Papai se empenhou para que eu fizesse o antigo curso de ginásio (ensino fundamental de hoje), num colégio de alto nível. Mas quando se aproximou a formatura, a família deixou que eu decidisse, aos quinze anos de idade, de que forma participaria da festa, pois ninguém podia arcar com minhas despesas de vestuário. Passei por uma angústia indescritível. Fui aprovada sem dificuldades, o ambiente do colégio girava em torno do baile, que aconteceria nas dependências do Fazzano, então no Conjunto Nacional, ainda hoje local diferenciado de São Paulo – e eu não tinha roupa para tanto.

A mãe da amiga Ely, a que mais tarde me levaria ao seu oncologista, na época ensinava “corte e costura”. Foi minha salvação. Eu consegui comprar um corte de cetim e com a orientação de dona Egle consegui fazer e bordar, eu mesma, meu primeiro vestido de baile para ser usado ao lado de outros, que vinham de afamados ateliês.

Hoje revendo as fotos daquela ocasião, percebo que não fiz feio e me orgulho por não ter desistido, mas também me lembro que sofri um bocado com medo do que poderia enfrentar naquela festa.

É essencial que pai ou mãe tenham entusiasmo, ao se identificar com o filho do mesmo sexo, para que este ou esta desenvolva sem grandes conflitos seus papéis mais característicos do masculino ou do feminino. Quando na adolescência, as competições entre pai e filho ou mãe e filha são revividos, o jovem experimenta uma vida familiar que pode ser insuportável: minha mãe nunca favoreceu nossa identificação e apoiava-se sempre no segundo filho, que era muito agressivo, para me enfraquecer. Dificilmente se apagaria a lembrança dele comentando que eu nascera para atrapalhar, pois a família vivia bem melhor antes, sem mim. A mágoa perdeu espaço, mas parece que a lembrança precisa sobreviver até para diminuir o peso da inadequação que, desde criança, meus ombros carregaram.

Era inevitável que eu crescesse, levando uma intensa e frequente culpa. Quando não era bem sucedida em algo, como aconteceu com o primeiro namoro ao terminar, ficava eu perdida em tristeza e angústia cogitando no que falhara, embora tivesse sido naquele caso o mesmo irmão quem provocou o afastamento do namorado tão querido, como mais tarde o próprio me revelou. E quem mais seria capaz de me acusar anos depois, por estragar seu natal, quando comuniquei que acabara de receber o diagnóstico de câncer?!

Como ressalta o dr. LeShan, em vários de seus textos, é característica dos pacientes desta moléstia a dificuldade de enxergar culpa nos outros, atribuindo a si a responsabilidade por quase tudo que não lhes vai bem – mas ninguém desenvolve este perfil psicológico gratuitamente – é a história de vida que nos condiciona e eu tive o privilégio de perceber, justamente a partir do câncer, que as coisas não precisam ser assim.

Retomando o conto de fadas, Branca de Neve teve uma existência pacífica durante algum tempo: sob a orientação dos anões, deixou de ser a criança incapaz de lidar com as dificuldades do mundo e aprendeu a trabalhar, a produzir boas coisas, do que certamente gostou. Tornou-se uma dona de casa, como sucede com muitas meninas... Eu também tive meus períodos calmos e gratificantes, nos quais fui estimulada ao trabalho mais abstrato: na infância passava as férias no vale do Paraíba, interior de São Paulo, com as irmãs do papai, e lá descobri, aos poucos, que nem tudo era "perigoso", como minha mãe insistia, nem eu era "burra", como vociferava meu irmão, e que podia, mesmo, fazer muitas coisas agradáveis e úteis.

Lá, chocolate, goiaba, melancia, limão doce e jabuticaba "não faziam mal", ser amiga de meninos "não era feio e nem me machucava", assim como balançar em rede ou no balanço de madeira, pendurado aos galhos altos da mangueira. Até andar de bicicleta eu aprendi, apesar do medo que tinha de quase tudo.

E menina ainda aprendi a bordar, fazer tricô e crochê, com que, sozinha, depois, me distrairia pela vida afora.

Adolescente, trocando comentários com minhas tias sobre os livros e poesias que admirava, descobri que tinha sensibilidade e habilidade mental para muitas coisas – como o papai, elas valorizavam meus melhores potenciais. Foi assim que não me tornei uma boa dona de casa, mas, ainda estudante, confeccionava minhas roupas e agasalhos, como foi o caso do vestido de formatura, até porque mamãe não gostava que eu usasse roupas que ganhava de presente; estas deviam sempre ser guardadas para ocasiões especiais e, quando já não me serviam, podiam ficar para ela, que tinha um corpo miudinho.

No penúltimo ano da faculdade, eu já conseguira estágios remunerados e, antes de ter o diploma em mãos, estava aprovada numa seleção para a função de psicóloga no serviço público estadual.

Mas meus namoros eram sempre motivos de conflito, em casa. O primeiro namorado, que já mencionei, foi tão intimidado por meu irmão que acabou desistindo de mim, quando conheceu outra jovem cuja família o recebeu de modo menos severo. O segundo não era visto com bons olhos, por meus pais, porque vinha de uma família de muitas posses, que segundo eles não me receberia bem, já que eu vinha de um ambiente bem mais simples.

Mesmo depois dos vinte e um anos, ter permissão para sair com um rapaz e voltar depois da meia noite, era complicado. Estávamos nos anos 1970 e isso já não era comum. Mas em nossa família, atrás dos argumentos mais prosaicos, pairava no ar uma censura pesada à minha postura moral, como se me interessar por um rapaz já fosse sinal de leviandade.

No conto de Branca de Neve, também se observa que chegando à juventude ela entra novamente num período de problemas, não mais sofrendo passivamente como criança, mas como a adolescente que deve se responsabilizar pelo que acontece em sua vida. Quando se torna uma moça, experimenta os desejos sexuais que a natureza normalmente traz à tona.

Então, a madrasta reaparece com sua crueldade no cenário e nossa personagem cede repetidamente às tentações daquela, apesar das advertências dos anões - querendo estar enfeitada, para estar sexualmente atraente, Branca de Neve aceita o cinto e o pente oferecidos pela madrasta disfarçada, e só foi salva pelo socorro protetor de seus pequenos amigos.

Em muitos mitos e contos, a maçã representa o amor e o sexo, tanto nos aspectos bons quanto perigosos... Pela maçã, a jovem se identifica à madrasta no interesse sexual maduro e agora mais significativo do que os ciúmes mútuos: *aceitando "o que tinha de igual à rainha", a criança em Branca de Neve morre* e é colocada no caixão de vidro, onde permanece por muito tempo.[10]

Eu alcancei a juventude, bem ciente de que era responsável por minhas decisões. Mas, então, as ameaças com que mamãe me cercava eram mais significativas do que as da infância. Agora ela comprava para mim bonitas peças de enxoval, pressionando-me, pois eu deveria escolher entre um casamento – passaporte para o que considerava a realização sexual moralmente legítima – ou a independência financeira do trabalho, na expectativa de que eu cuidasse dela e do papai.

Eram duas promessas sedutoras do reconhecimento de minha liberdade, camuflando a verdadeira crença de tantos pais, de que filhos podem seguir por onde quiserem, desde que lhes deem motivos de orgulho e não deixem de alimentar suas expectativas. Mesmo papai não escapou a esta postura.

Pretensiosa como foi minha geração, eu me propus a conquistar a "vida própria" tanto pelo caminho profissional, quanto pelo casamento. E em ambos, consegui complicar a trajetória.

Tive a ilusão de que desenvolveria uma carreira frutífera, numa área do serviço público onde provavelmente capacitação técnica e esforço têm pouca chance de encontrar espaço, no sistema penitenciário, ou seja, literalmente, na prisão – o universo das repressões, censuras e desrespeitos à dignidade humana.

---

[10] Bruno Bettlheim, *A psicanálise dos contos de fadas*. Rio de Janeiro: Ed. Paz e Terra, 1979, pp. 239 a 254.

E ao me casar, quis acreditar que alguém de temperamento humilde e carinhoso fosse um bom companheiro, quando em humilde seria preciso perceber insegurança, dependência e em carinhoso estava implícita uma carência afetiva não menor que a minha própria.

Hoje percebo claramente que meu casamento foi um *show* de idealizações. Quando tomei aquela decisão, aos trinta e cinco anos, mamãe encheu-se de vaidade, porque afinal sua filha "não seria uma solteirona e nem uma mulher de moral questionável".

Já papai mostrou claramente que preferia ter-me junto dele. Num primeiro momento, perguntou-me por que me casar, "se eu podia seguir namorando e aproveitando melhor a vida" sem deixar aquela casa. Eu devia achar graça, mas não pude. E quando percebeu que minha decisão não tinha volta, sugeriu que mesmo casada eu continuasse morando ali, com meu marido.

Como consequência de tantos desafios, já antes da doença que acometeu meu companheiro, estávamos ambos insatisfeitos. Eu só conseguia sentir-me culpada (ou pouco inteligente) pela escolha daquele casamento e fiz o possível para esconder o que vivia, de meus pais e amigos, pois era mais difícil evitar a percepção de meus irmãos.

Cheguei a pensar seriamente na possibilidade de propor nossa separação. Mas o conflito que se me afigurava era mais intenso do que as frustrações que suportava. De um lado, poderia usufruir a liberdade de escolher um caminho com meu filho – mas não seria demasiada crueldade em relação a meu marido, que nunca conseguira conduzir-se por si só? E de outra parte, atormentava-me a vergonha (que sentimento mais ridículo e real!) por não ter feito uma escolha mais saudável.

É impressionante o que um pouco de atenção e de carinho físico podem fazer com a cabeça de duas pessoas tão diferentes, como meu marido e eu! Com que facilidade a gente mergulha em sonhos inviáveis!

Havia, sim, algo muito forte e comum entre nós dois. Fomos ambos, crianças das quais as famílias pretendiam orgulhar-se e aos quais só tinha sido permitido engajar-se no mundo, o necessário para trazer de volta ao núcleo original os troféus que pudéssemos conquistar. Mário e eu não fomos criados para buscar a felicidade ao modo de cada um de nós. Era o "ideal de ego" esboçado por nossas famílias, que se esperava nós buscássemos.

E cada um de nós até se atreveu a procurar seu "ego ideal", nossas próprias expectativas, mas não tivemos ousadia suficiente. Acho que foi isso que nos atraiu: nós dois nos sentíamos, desde sempre, como peixes fora d'água querendo sobreviver – então demos as mãos, tentando mergulhar juntos, mas com estilos de nado absolutamente diversos!

Meu irmão mais velho chegou a verbalizar que não me reprovaria, se eu saísse de meu casamento. Mas no fundo, também não me acreditava capaz de administrar uma possível liberdade e de criar meu filho sozinha, tanto quanto não desejava retornar à casa paterna. Eu só conseguia acreditar numa crítica generalizada, do tipo: "Como deixar o marido sozinho? E os compromissos assumidos? Eu não me casara por escolha própria? Bem feito, quem mandou não refletir melhor no que estava fazendo?" Sair era mais difícil do que ficar e suportar.

Meus melhores potenciais de feminilidade tinham sido tão rejeitados, que eu não conseguia acreditar que fosse capaz, ou tivesse energia suficiente para assumir, sozinha, o papel de "dona de casa e mãe". Nem minha ternura era valorizada, senão por meu pai. Os outros a confundiam com sedução, talvez porque eu a expressasse assim.

Eu sabia enfrentar a vida profissional, mas não fora treinada para assumir o lado doméstico da vida. Bem ao contrário. Papai e mamãe verbalizavam que "eu não tinha sido criada para ser dona de casa". Por mais inseguro que também fosse meu marido, era alguém que me aceitara e que estava ali, por perto. Uma das melhores lembranças que guardo, de nosso casamento, vem do tempo em que Mário e eu preparávamos as primeiras sopinhas de Mário Antônio. Houve coisas que nós conseguimos, afinal, aprender juntos. Com ele, meu filho e eu tínhamos uma família, ainda que nossa vida me trouxesse tantas frustrações. E eu sabia que papai, velhinho e muito enfraquecido, logo partiria.

Era exatamente isso: para "por à mesa", eu era uma negação. Na cama, eu aprendi a ser uma fêmea desejável. Mas fora do casamento não me permitiria, então, ser amante de ninguém. Antes da vivência do câncer, aos quarenta e oito anos, eu sempre precisei da aprovação familiar. Foi preciso enfrentar a doença sozinha (e perder justamente os seios, símbolo da feminilidade) para começar a crer de quanto eu sou capaz.

Foi assim que eu vivi por quase vinte anos, dizendo a mim mesma e a todos os que se interessavam, que estávamos bem e que as fases difíceis passariam. Hoje vejo, claramente, o imenso desgaste daqueles anos, nos quais sacrifiquei quase tudo que tivera de gratificante antes, por mais que meus pais me controlassem. Afinal, com eles ainda havia um belo ganho secundário, pois querendo-me para si, sobretudo meu pai, me protegia muito.

Com a doença que acometeu meu marido, fui me afastando dos eventos ligados à profissão, dos teatros e salas de música que tanto apreciava e até a convivência com amigos foi-se escasseando. As obrigações se multiplicaram no papel de arrimo familiar e os direitos mais comuns, como férias e descanso, foram rareando. Minha resistência imunológica só poderia ficar prejudicada.

No primeiro câncer, já me deparei com uma solidão desafiadora e pelo segundo vi a mim mesma, nos dezoito anos anteriores, confinada a outra prisão na qual mal respirava: era Branca de Neve em seu caixão de vidro, podendo ser vista e até fazendo parte deste mundo, mas não podendo viver, senão no calor preservado pela relação mãe-filho. E ao menos por esta relação, eu queria viver!

A sabedoria popular de um conto de fadas nos mostra que a maturidade física não garante, em quase nada, o preparo para a vida adulta. O que nos traz até este patamar é o desenvolvimento emocional e espiritual. É preciso o potencial que já trazemos ao nascer, tempo e vivências que possibilitem uma evolução afetiva, por onde os conflitos vão sendo superados, as feridas aos poucos cicatrizam e as idealizações dão espaço a uma percepção realista do mundo e de nós mesmos.

Seres humanos nunca são absolutamente bons nem maus. Aquele que mais amor nos dedicou também teve suas dificuldades e fraquezas, como quem mais nos maltratou nem sempre tinha uma crítica clara de suas ações, ou até possivelmente pretendesse fazer-nos bem.

O que mais importa é aprendermos a nos ver e ao mundo, como realmente somos – não há outra alternativa para conseguirmos buscar as circunstâncias, nas quais tenhamos melhores chances de uma adaptação saudável.

A sensibilidade para captar as belezas da vida, como a natureza, a música, a poesia de um sorriso que traduz ternura, o idealismo das pessoas que são capazes de caminhar de mãos dadas e de valorizar o amor, a força da palavra escolhida com propriedade, as tantas e preciosas linguagens da arte, o valor da consideração e da solidariedade – tudo isso me foi transmitido nesta vida, por meu pai. Mas nem sempre ele conseguiu me mostrar os caminhos mais práticos para cultivar as sementes que me apresentou.

De outro lado, houve uma importante postura, captada de mamãe (não há porque negar): a garra de lutar sempre e em qualquer circunstância. Seu nível primitivo de educação a levava a passar por cima dos outros como um trator, se entendesse válido, mas não me lembro de um só fim de tarde no qual ela não se recolhesse para uma oração, pedindo a Deus coragem para cuidar de sua família. Se várias de suas atitudes me prejudicaram, se não havia carinho em seu repertório, se suas mãos e expressões me machucaram tanto, também eram incansáveis alguns de seus cuidados, sobretudo com nossa saúde e alimentação. Ela teve um infarto aos oitenta e nove anos e até o dia em que isso aconteceu, ainda cozinhou para nós. Afinal, era assim que ela traduzia consideração e amor. Seu senso prático era imbatível.

Não foi à toa que eu tive o primeiro câncer um ano e meio depois de seu falecimento. Ela veio morar comigo em seus últimos anos e, então, sem papai entre nós, foi uma boa mãe para mim. Até me ensinou a cozinhar e me confiou a receita secreta de seus famosos pastéis! E foi meu filho o neto que teve dela o grande carinho de avó.

Quando conseguimos resgatar nossa parte rejeitada, acatando o que outros não acataram em nós, também podemos aceitar o que os mesmos tentaram partilhar de bom conosco. Porque, então, podemos perdoar.

Três vivências ajudaram-me em especial: a fé no amor de Deus (do que meu filho é um exemplo), meus estudos e os verdadeiros amigos, como foi meu pai. *Ninguém nos ajuda a crer, com mais propriedade, que temos direito à vida e à alegria de viver, senão os amigos*, nem sempre da família.

Quando a fé em Deus nos alimenta do seu amor, podemos valorizar o privilégio da vida e em algum momento, o próprio sofrimento nos ajuda a reverter o processo pelo qual estávamos antes isolados. Então aprendemos a caminhar entre as pedras de uma realidade que agora conhecemos melhor, aprendendo a lidar com o egoísmo, a intolerância e a impaciência de tantos, com suas rivalidades, ciúmes e competições, em geral, remanescentes de valores ainda muito voltados para as conquistas materiais.

Paralelamente, descobrimos a beleza de viver sem pretensões exageradas, com paciência, tolerância, criatividade. Também somos capazes (como somos!) de discriminar o tipo de terra que é mais apropriada às nossas raízes e onde buscar a água limpa, para irrigar nossas entranhas e as daqueles a quem amamos.

N*ós, doentes de câncer, precisamos encontrar e reconhecer a parte rejeitada de nós mesmos, compreendendo as características do universo que nos cerca e ao qual precisamos nos entrosar, num estilo justo para nós e para ele, mas sem usar a doença como carro-chefe. E, se for possível, devemos inventar algum canal por onde expressemos, com utilidade, nossas emoções.*

Mas ainda é importante observar que, se o ambiente foi cruel conosco, nem sempre nós também fomos vítimas. Ao reivindicar espaço, muitas vezes cobramos e atacamos de formas desgastantes, podendo estimular outra forma de rejeição.

Por serem essencialmente simbólicos, os contos de fadas e mitos facilitam muito que, por analogia, nos encontremos também com os aspectos negativos de nossa personalidade, sem o autoflagelo da culpa, mas na compreensão que reintegra. Ao reencontrarmos, por exemplo, "nossas madrastas", que compulsoriamente decidiram tantos nãos em nossa vida, muitos de nós temos uma tendência a "inflar" nosso ego às custas do sofrimento e, então, queremos ser amados do nosso jeito, extrapolamos a necessidade natural de apoio, precisamos ser vistos e dificilmente nos contentamos, pedindo insistentemente o que achamos que o meio nos deve.

O ser humano muda no sentido do amadurecimento, quando desenvolve uma visão realista do mundo e de si mesmo, quando descobre, por exemplo, quantos sinais importantes e úteis são dados exatamente por seus inimigos. Se estes mostram nossos pontos fracos (motivados pela inveja ou o ciúme), também sinalizam como podemos nos tornar mais fortes, sem lhes imitar o estilo – a escolha é nossa.

Reaprender a viver não é um processo fácil. É como reaprender a andar, com pernas que têm novas forças, mas que trazem os erros de postura dos condicionamentos anteriores.

O câncer não é o único ou maior estímulo que existe, para revermos nossa vida. Todas as pessoas se deparam, em algum nível, com riscos, incompreensões familiares, traições, frustrações profissionais e fracassos no amor, mas também há conquistas: a descoberta da amizade verdadeira e vitalícia, o florescimento do amor em várias circunstâncias e roupagens, as experiências produtivas e o despertar da sabedoria.

Em nossas trajetórias, todos enfrentamos encruzilhadas. Que direção tomar? Temos que decidir de acordo com nossos sonhos e valores. E nestas decisões damos espaço ao potencial de heróis/heroínas, ou de indecisos e vítimas da omissão.

O literato e pensador Leonardo Boff, comentando uma fábula, discorre muito bem sobre a saga do herói que existe potencialmente em cada um de nós.[11]

Ele explica que herói/heroína aqui tem pouco a ver com os conceitos tradicionais do termo, como alguém que brilha ou ergue troféus, distanciando-se dos semelhantes. O autor se refere às pessoas que assumem a vida como ela se apresenta, com ordem e desordem, realizações e frustrações, tratando-se também de um padrão ou paradigma de comportamento, acumulado em nosso inconsciente desde as primeiras alvoradas do espírito (os arquétipos do inconsciente coletivo).

Padrões como este são guias interiores que falam por meio de sonhos, fantasias e, fora de nós, expressam-se nos mitos e lendas, como no simbolismo das artes em geral e das religiões.

Conquistar ou resgatar nossa identidade (reaprender a viver) implica em invocar os padrões do herói/heroína e suportar, seguir caminhando, lutar, superar-nos e vencer os medos que desde muito cedo carregamos. *A força para enfrentar o medo cresce, quando aceitamos a dor e o sofrimento, como preços a pagar pela causa da vida. A semente que não conhece o escuro da terra não vive para dar seus frutos.*

É assim que vai emergindo nossa sabedoria de viver.

Mas "sábio tem a ver com saber e com sabor" – não com qualquer saber, mas com o saber que tem sabor, ou como diz, na mesma fábula, Leonardo Boff:

> O sábio vê além das aparências. Não se deixa iludir por elas. Por isso não tem ilusões, mas intuições certeiras... a verdade é feita de visões que sintonizam o coração com o desejo e o desejo com a realidade. Só quem se abre plenamente à realidade tem acesso à verdade e ao amor. Por isso, só crescemos verdadeiramente quando amamos.

---

[11] Leonardo Boff. *A águia e a galinha, uma metáfora da condição humana*. Petrópolis, RJ: Ed. Vozes, 1998, pp. 113 a 123.

A propósito, nunca me esquecerei de ter lido em algum lugar que o único órgão de nosso corpo que nunca contrai câncer é o coração, abrigo simbólico-universal do amor.

Quando aprendi o quanto um caminho emocional pode influenciar nossa saúde, favorecendo a eclosão de doenças tão graves, eu quis partilhar, aqui, minha própria análise psicológica por meio da linguagem de um conto de fadas. Mas talvez seja mais interessante trazer aquela análise para um estilo menos abstrato.

Aprendendo a enxergar a realidade que nos cerca, aprendemos também a ver nosso interior com mais nitidez e então estamos, de fato, amadurecendo e caminhando no sentido de um bom equilíbrio emocional. Adultos imaturos veem a realidade de forma distorcida, como lhes agrada mais, gerando situações de sofrimento para si e para os outros. São criaturas condicionadas a mentir para si próprias, acreditando e levando outros a acreditarem no que lhes convém. As raízes disto estão no lar instável ou de ambiente muito tenso, onde a insegurança se compensa pela "aquisição dos valores que a fantasia vai disfarçando".

Em minha adolescência isto se exemplificou, claramente, na escolha de um colégio de elite, onde fiz o então curso ginasial. Papai me levou a conhecer três bons colégios, mas eu escolhi aquele que mais se destacava. Ali eu vivi uma sequência de fantasias que começaram a entorpecer minhas percepções, pois o ambiente de que fiz parte estava muito distante da realidade na qual vivia minha família.

Foram anos quase "cinematográficos", onde, às repressões que experimentava em casa, se sobrepunham sonhos de Cinderela, dos quais me era dado participar. Foi bom aprender a me comportar em ambientes diferenciados e com bom gosto, mas isso não aconteceu de forma saudável.

E eu entrei em idades mais adultas, querendo crer que aqueles sonhos seguiriam se concretizando, gastando tudo o que ganhava em roupas, adereços, passeios glamorosos e querendo crer que um homem inteligente, sensível e amoroso me completaria na arquitetura de uma família e de um trajeto muito bem-sucedidos...

Depois daquela adolescência, tornou-se difícil viver em harmonia com meu meio real. E eu me agarrei, por muito tempo, às possibilidades de me destacar intelectualmente, como para confirmar que estava acima das pessoas de minha origem. Conseguindo mesmo alguma espécie de destaque, fui me acreditando vitoriosa, embora raramente feliz.

A maioria de meus esforços não buscavam cultivar o que meu coração pedia, senão o que poderia impressionar aos que me cercavam. Ser bem-sucedida era brilhar profissionalmente, ter roupas de qualidade, belas joias e morar numa casa de bom padrão social, tudo o que me distanciasse do estilo de vida de minha infância, quando eu mal tinha o que vestir e o que tinha, era o que não servia mais para alguém.

Foram necessários vários tombos, para que eu descobrisse finalmente, na vivência do câncer, que sequer podia me ver bem-sucedida, porque o que mais precisava – a aceitação afetiva – ia se distanciando, na mesma proporção em que eu rejeitava minha realidade e a simplicidade de pessoas às quais eu também não dei chance de me darem amor, de partilharem comigo o que há de mais valioso e definitivo, as conquistas do coração. Eu acreditara mais na fantasiosa poesia das palavras e das aparências, do que na poesia do conteúdo, em cada vivência.

Os conflitos da minha personalidade, tantas vezes mal considerada na infância, levaram-me a fugir da realidade que mal podia suportar. Até papai, que me deu tanto amor e que me mostrou belos caminhos da sensibilidade humana, nem sempre estimulou caminhos que me realizassem, mas outros que a ele dessem orgulho.

Percebo hoje que eu cresci vestindo personagens que até enfeitavam os ambientes, mas que me afastavam do que mais importaria e importará sempre: "fazer parte de um canteiro, onde minhas raízes sejam aceitas pelo que têm dentro de si para trocar, onde meus galhos e folhas façam diferença, não por serem melhores, mas simplesmente porque são bons e úteis".

Quantos de nós passam por isso!

Quando aprendemos, todavia, a valorizar a realidade que nos envolve e não desperdiçamos energias em rancores, mas as dirigimos à compreensão de nós mesmos e do outro, naturalmente convivemos com as diferenças e, se não podemos aceitá-las, podemos procurar o meio onde nossos valores e sentimentos tenham boa sintonia.

Então somos capazes, de fato, de trocar amor, amizade, solidariedade e, sobretudo, alegria de viver.

Creio que nada combine melhor com a saúde do espírito, da mente e do corpo do que a alegria de viver e de ser útil.

Uma vivência estratégica está na percepção de que *todos temos direito à vida e à alegria,* por menos que isto fosse considerado lá atrás, por aqueles de quem dependíamos mais de perto.

A partir do câncer, eu vinha buscando amizades novas e ambientes onde tivesse chance de dar e receber, sem conflitos. Certo dia conheci, num fórum religioso, um cidadão que se sensibilizou com a resposta que eu dera a uma jovem, queixosa de suas tristezas amorosas.

Dali teve início um diálogo entre nós, que sobrevive até hoje. Posso afirmar que aquele pesquisador e professor brilhante, mas dono de um coração humilde e que reside há várias milhas de distância de São Paulo, converteu-se em um de meus melhores amigos: alguém realmente especial, com quem converso por e-mail quase diariamente sobre muito do que nos interessa, do que apreciamos ou que nos preocupa.

Pudemos nos encontrar pessoalmente por pouco tempo. Mas foi-me dado participar de suas dúvidas, sua separação conjugal, as reações dos filhos, seu novo casamento, as lembranças que ele trouxe da infância e dos períodos de estudo e trabalho fora do país, as evoluções em sua filosofia de vida, seu jeito muito íntegro e sensível de caminhar por este mundo – tudo isso, numa criatura extremamente reservada!

De mim, ele também conhece e tem acompanhado de um tudo, que vou tentando tecer.

Tenho tido deste amigo exemplos de compreensão que são bem singulares. Foi ele quem me propiciou resgatar a confiança de que não preciso ser perfeita e posso ser aceita, ainda que não me destaque ou não corresponda a todas as expectativas. Certa vez, por exemplo, comentávamos que eu falo muito e confessei que queria aprender a falar menos, ao que ele retrucou sem titubear: "Se você falar menos, não será mais a Antonieta, que fala muito porque se sente só e quer dar sempre muito de si."

Este amigo que também estendeu sua atenção a meu marido e meu filho, foi um mensageiro de Deus que me ajudou a recobrar a alegria de viver, levando-me de volta aos poetas que amo, à música e às emoções mais bonitas que papai me ensinara a cultivar, como o prazer de um riso solto vindo do coração.

Durante a elaboração deste livro e revendo a interpretação do conto de Branca de Neve, encontrei esta descrição: "A beleza de Branca de Neve parece remotamente derivada do sol: seu nome sugere a brancura e a pureza das *luzes fortes*."[12]

Pois meu amigo querido se chama Gerson de *Luces Fortes*. Coincidência? Ou a sabedoria de Deus, expressa na poesia que existe de fato também neste mundo tão agressivo?!

Tenho comigo que foram meu filho, dr. Renato e Gerson que moveram, cada qual por sua parte, o "caixão de vidro" em que eu vinha aprisionada por dezoito anos. Se meu filho me alimenta com seu amor e dr. Renato extirpou de meu corpo os dois carcinomas, tratando-me como só alguém muito humano sabe fazer, o amigo Gerson tem ajudado a extirpar de minha mente, inseguranças e medos como o da metástase, fantasma que assombra a todos nós, pacientes de câncer.

Lembro-me, por exemplo, de um domingo em que estava justamente lendo um texto do dr. LeShan, quando fui surpreendida por um telefonema do Rio Grande do Sul. Eu estava mergulhada na história de Maria, uma paciente dele, brasileira, que era médica pediatra e ganhara uma bolsa de estudos para especializar-se

[12] Bruno Bettlheim, *A psicanálise dos contos de fadas*. Rio de Janeiro: Ed. Paz e Terra, 1979, p. 249.

na Europa. Como as oportunidades para cardiologistas eram lá muito melhores, ela se dedicou a esta área de trabalho, que lhe permitia custear os estudos da filha, pois o marido, como poeta, tinha um ganho financeiro incerto.

Num dado ponto da psicoterapia, Maria percebeu que o medo de não ser aceita, se não proporcionasse aos outros o que esperavam dela, levou-a aos poucos a desistir de si mesma. Agora se debatia com um quadro avançado de câncer. E entendeu que "era a sua vez de viver".

Mostrou ao marido e à filha que poderiam encontrar algum trabalho que lhes garantisse a sobrevivência, sem desistirem das atividades que abraçavam e voltou, de sua parte, a dedicar-se à pediatria no Rio de Janeiro, de onde sentia muita falta, assim como dos antigos amigos.

Quando conversou com o dr. LeShan pela primeira vez, Maria tinha um prognóstico de poucos meses de vida, mas a quimioterapia teve depois um efeito melhor do que o esperado, seu tumor diminuiu e ela seguia, com boa qualidade de vida, havia quatro anos.

Como antes comentei, era um domingo e minha leitura foi interrompida por um telefonema vindo do Rio Grande do Sul. Ouvir a voz do amigo Gerson, que em meio a uma caminhada decidira ligar de tão longe para me dizer "bom dia" e saber se eu estava bem, foi uma alegria rara! Afinal, eu passava tanto tempo sem ouvir a voz de pessoas queridas, a menos que procurasse por elas em minha própria cidade...

Ele não sabia quantas coisas estava me dizendo com aquele "bom dia". Nunca soube, talvez, como me levou a perceber que eu podia ser querida, mesmo por alguém por quem não fizera quase nada, em comparação com o que fazia por meu marido, por exemplo. Como Maria, a paciente do dr. LeShan, também eu fui assim percebendo que podia ter minha vez de viver.

Em outra ocasião, trocando figurinhas sobre poesia, o amigo mandou-me esta, de meu poeta favorito, o Mário Quintana:

Os poemas são pássaros que chegam,
não se sabe de onde e pousam
no livro que lês.
Quando fechas o livro, eles alçam voo
como de um alçapão.
Eles não têm pouso
nem porto,
alimentam-se um instante em cada par de mãos
e partem.
E olhas, então, essas tuas mãos vazias,
no maravilhado espanto de saberes
que o alimento deles já estava em ti...

Gerson é exatamente esta poesia.

Amizades desta estirpe ajudam-nos a deixar para trás tantas tristezas, mágoas e feridas esta vida nos trouxe – e dão-nos coragem de abrir-nos para a realidade, porque nos mostram, como diz o poema, que *somos nós mesmos que alimentamos (ou não) as belezas que podemos encontrar.*

Assim, fui aprendendo a escolher "meu sim e meu não", os ambientes capazes de me assimilar e aos meus valores.

Voltei a participar de cursos, escolhendo temas de meu agrado afetivo, tanto quanto interessam ao meu trabalho. A beleza literária dos mitos e contos de fadas, por exemplo, atraíram-me tanto quanto sua utilidade terapêutica.

E ao me envolver neste estudo, tive contato com a atividade do "contador de histórias".

Papai foi um contador de casos nato. Meus amigos vinham à nossa casa e nossas próprias conversas ficavam em segundo plano, para ouvi-lo contar histórias de "sua terra", de "quando era menino", ou de fatos da política mais antiga do país.

Não podia haver melhor estímulo. Tratei de buscar um treinamento e agora sou também uma "contadora de histórias". Estou ganhando traquejo aos poucos e descobrindo um prazer inusitado nesta atividade.

O mesmo posso afirmar sobre o estudo das velhas filosofias indianas e da maravilhosa prática da meditação, em suas várias espécies. Experiência singular no caminho da introspecção, da tolerância e do auto-apaziguamento. Complemento terapêutico precioso, que encontrei em São Paulo, num ótimo instituto de estudos filosóficos, a Associação Palas Athena.

Da música, que aprendi em menina, me reaproximei graças à sensibilidade do maestro Sylvio Tancredi, dirigente do Coral e Orquestra Carlos Gomes. Ali, cerca de sessenta pessoas, de variados níveis sócio-culturais, se integram num trabalho de dedicado voluntariado, para levar a plateias diversas o reequilíbrio com que nos envolvem peças cuidadosamente escolhidas, de beleza clássica, lírica e popular. Após dez meses de treino fui incorporada ao Coral, entre seus contraltos, e ali meu coração se solta e minhas emoções se expressam sem medo.

É extraordinária a experiência de fazer parte de um coral. Parece que num grupo como este, se concentra uma perfeita amostra da natureza – a gente convive com pessoas diferentes, em todos os aspectos, tendo que exercitar a capacidade de fazer nossa parte, individualmente, sem ameaçar o entrosamento que caracteriza o grupo. É, portanto, um exercício ímpar de atenção, compreensão, paciência e respeito. Mas é, ao mesmo tempo, maravilhoso perceber como cada voz tem seu lugar, garantindo a harmonia do conjunto. Lembra o equilíbrio de uma criatura saudável.

Voltando a frequentar outros ambientes além do familiar e do consultório, logo redescobri também a vaidade feminina. Não apenas fiz a cirurgia plástica de reconstituição mamária, mas voltei a cuidar do peso, a usar sapatos de salto, a renovar as roupas – e, fato curioso, deixei de reservar roupas melhores para "grandes acontecimentos". É claro que estes pedem trajes especiais, mas eu descobri que não usufruía uma porção de coisas, como se cada dia não fosse importante por si mesmo. Ao lado da capacidade de conviver com a simplicidade, descobri que mereço saborear o que meu ganho, com bom gosto, me permita.

Mesmo envolvida na administração da família, venho explorando caminhos mais humanos e animados de viver.

Por outro lado, se eu não tive muito treino para ser dona de casa, ser mãe tem sido, sem a menor dúvida, uma grande fonte de estímulo e coragem.

Tentando transmitir a meu filho o melhor do que pude captar nesta vida e tentando ouvir seu coração como queria que mamãe ouvisse o meu, vejo-me agora a aprender, com ele, o estilo mais tranquilo de dar e receber amor, como jamais vislumbrara.

Tristezas? Ele já as teve sim, e muitas, entre os problemas de saúde do pai, os meus e as dificuldades de sobrevivência que também experimentamos. Mas creio que, por se tratar de um espírito mais evoluído que o nosso e por saber-se amado, até então ele não expressou revolta ou ressentimentos, diante das pedras que seu próprio caminho já lhe impôs.

Carinhoso, tolerante em seus vinte e um anos, capaz de ler com realismo o comportamento alheio, cheio de bondade e de bom humor, Mário Antônio é, hoje, meu melhor amigo.

Amor desinteressado, realista e sincero foi o tratamento mais eficaz que pude encontrar, no privilégio de dar a quem aceite e não tenha pudor de retribuir, como souber. Estão implícitos aqui muitos valores, que adiante vou ainda comentar.

Não tenho dúvida de que a medicina é o referencial básico a ser buscado, na identificação e trato do câncer. Contudo estou certa de que ela não esgota o assunto. A abordagem deste mal exige uma postura multiprofissional, de médicos especializados, de uma enfermagem bem orientada e valorizada, e de psicólogos com sólido embasamento técnico. Mas esta equipe será no mínimo pretensiosa, se não der valor à fé em Deus.

Se me reporto frequentemente a Deus, quero deixar claro que intencionalmente, não expresso aqui minhas convicções religiosas, porque não é minha opção, em si, que poderá ser útil aos que leiam este livro. Entendo que *é a religiosidade* que deve antes ter um espaço na mente de todos nós, isto é, a disposição de observarmos os vínculos entre Deus e a vida.

Vale relatar que procurei conhecer vários caminhos religiosos e tive contato, inclusive, com filosofias orientais, mas em todos esses caminhos encontrei a mesma postura (bem saudável) do homem que identifica seus limites e amadurece por intermédio deles, quando não se perde em fanatismos.

Permito-me apenas uma consideração, que como terapeuta entendo essencial, neste âmbito da religiosidade.

Penso que ninguém deveria, por crer em Deus, sentir-se "pequeno", confundindo "humildade" com "pouca valorização". Entendo que o amor do homem a Deus se expressa no amor pela vida, no esforço para aperfeiçoar sempre esta trajetória e sinto, ainda, que nada nos garante melhor o direito à vida, do que o amor de Deus por nós.

Tampouco deveríamos confundir "tolerância e paciência", com um "conformismo passivo", como se as doenças, por exemplo, fossem castigos aos quais devêssemos nos curvar. Aliás, será que a ideia pura e simples de castigo combina com a sabedoria e bondade de Deus?

Quer me parecer, antes, que fenômenos como o câncer sejam uma espécie de "remédio amargo", que pode ser bastante eficaz, para tratarmos de doenças mais abrangentes e relacionadas ao nosso jeito de viver. Como já disse antes, mesmo para morrer precisamos aprender a viver.

Faz muito mais sentido, para mim, considerar que o propósito do sofrimento esteja no aprendizado que lhe é inerente e, portanto, ver na tolerância uma postura muito ativa!

Lamento se pareço pretensiosa, mas creio que suportar por suportar é no mínimo pouco criativo. Suportar, trabalhando para aprender a caminhar melhor, aí está a dignidade humana.

Estas são considerações que aprofundei por meio da vivência que tive, do câncer, e que aqui deixo à análise dos leitores, quaisquer que sejam seus credos religiosos. Tratam-se de exercícios de *religiosidade* a serviço da saúde e da vida.

Reaprender a viver implica, necessariamente, numa boa e sincera revisão de valores. Não basta nos vermos com mais nitidez – é preciso *escolher o que fazer de nós mesmos*, na realidade que nos cerca. Por isso, ainda me deterei em mais um capítulo para comentar os valores que aquela vivência me ajudou a discriminar.

De certo eu não me atreveria a expor meus valores, como se fossem verdades universais. "Expor" é a palavra certa, porque eles estarão, aqui, à mercê da avaliação de cada um. Serão estímulos à reflexão e isto é o que me cabe oferecer.

Várias pessoas me perguntam como eu olharia para a vida, se fosse acometida novamente pelo câncer, ou seja, se fosse atingida por uma metástase...

Creio que no início deste livro, que me absorveu por quatro anos, eu responderia que iria pedir a Deus para me ajudar a ter calma, coragem e a oportunidade de não deixar tarefas inacabadas, que implicassem em sobrecarga principalmente para meu filho, ainda muito jovem.

Mas se o mesmo acontecesse hoje, que posso ver à vida e a mim mesma com uma clareza maior, eu pediria a Deus que fortalecesse minha fé, minha coragem e me concedesse a oportunidade de seguir trabalhando e sendo útil até os últimos dias que tivesse nesta vida.

Em síntese: parece fácil falar sobre câncer e vida, enquanto se tem uma boa perspectiva de sobreviver à doença.

Mas se, ao contrário, eu me visse diante da ameaça de uma vida curta, tentaria vivê-la, no mesmo esforço de ser útil, um dia de cada vez e se só me restasse energia para dizer algumas palavras, tentaria contar uma pequena história, a quem pudesse se beneficiar dela.

Eu contaria uma história que me tem sido muito significativa e que se chama "O passarinho na floresta":

Certa vez, em algum lugar, uma bela floresta começou a incendiar. Ninguém sabia como começou, mas o fogo devorava tudo que ia alcançando, exatamente como acontece com algumas doenças...

Os animais, em desespero, corriam de todos os lados tentando fugir dali, para escaparem com vida. Os macacos eram os mais ágeis e, de árvore em árvore, nos galhos mais altos, iam se afastando do fogo que podiam divisar lá de cima.

Enquanto isso, um passarinho voava com toda energia até o rio, enchia de água seu pequeno papinho, voltava e, muito decidido, cuspia as três gotinhas que trouxera, sobre o fogo.

Os macacos viram aquela cena e por alguns momentos ficaram paralisados. Não podiam compreender o que a pequena ave pretendia. Quando o passarinho retornava, então, de uma de suas viagens, pararam-no para saber:

– O que você está fazendo? Não percebe que vai morrer a qualquer momento, com todo esse esforço e nem de longe vai conseguir diminuir um incêndio tão grande?!

O frágil pássaro, forte porém em seu intento, respondeu com firmeza:

– Eu sei perfeitamente que não vou apagar o fogo, sequer tenho chance de diminuí-lo, mas tudo que me importa é fazer a minha parte...

Andando pela rua

I
Ando pela rua.
Há um buraco fundo na calçada,
Eu caio
Estou perdido... sem esperança.
Não é culpa minha.
Leva uma eternidade para encontrar a saída.

II
Ando pela mesma rua.
Há um buraco fundo na calçada,
Mas finjo não vê-lo.
Caio nele de novo.
Não posso acreditar que estou no mesmo lugar.
Mas não é culpa minha.
Ainda assim leva um tempão para sair.

III
Ando pela mesma rua.
Há um buraco fundo na calçada.
Vejo que ele ali está,
Ainda assim caio... é um hábito.
Meus olhos se abrem,
Sei onde estou,
É minha culpa.
Saio imediatamente.

IV
Ando pela mesma rua.
Há um buraco fundo na calçada.
Dou a volta.

V
Ando por outra rua.

Portia Nelson, em *Autobiografia em cinco capítulos*

Capítulo 9

Novos Valores

Nosso desenvolvimento emocional se processa desta forma: a gente vai vendo com mais clareza a realidade, então passamos a nos ver melhor nessa realidade e assim podemos tomar decisões mais saudáveis, se escolhermos valores mais humanos como critérios.

As mudanças de comportamento ocorrem de dentro para fora, mas dependem de enxergarmos estímulos que vêm de fora para dentro.

O exercício de "buscarmos nossa canção", como aprendi com os estudos do dr. LeShan, ilustra claramente isso. Assim como ocorre com os mitos e lendas que simbolizam nossa história real, as canções com as quais nos identificamos, vão sendo substituídas ao longo do tempo, em função das vivências e impressões que estas representam e que também vão transformando nossa forma de avaliar a vida.

Lembro-me claramente de três músicas que, entre os vinte e vinte e cinco anos, ocupavam meu foco preferencial: uma balada norte-americana chamada *Misty* (Melancólico), um samba-canção chamado *Caminhemos* e uma canção da Bossa Nova, chamada *Refém da solidão*.

Os títulos já são, por si mesmos, significativos. Mas quero transcrever aqui as duas letras nacionais, porque são poemas que me inspiraram num período da vida que para muitos são os "anos dourados", ou o início da vida adulta.

Em seguida quero mostrar as canções que hoje me alentam.

Este paralelo mostrará bem o que pude compreender, sobretudo a partir do câncer, e as mudanças de valores que fui assumindo – porque *valores* são o tema deste nosso último capítulo.

CAMINHEMOS

(Herivelto Martins)

Não, eu não posso lembrar que te amei,
Não, eu preciso esquecer que sofri.
Faça de conta que o tempo passou
E que tudo entre nós terminou
Mas a vida não continuou pra nós dois,
Caminhemos, talvez nos vejamos depois.

Vida comprida, estrada alongada...
Parto à procura de alguém
Ou à procura de nada,
Vou indo, caminhando
Sem saber onde chegar,
Talvez que na volta
Te encontre no mesmo lugar!

Desta música eu cheguei, inclusive, a aprender um arranjo para piano que gostava imensamente de tocar.

REFÉM DA SOLIDÃO

(Baden Powell e Paulo César Pinheiro)

Quem da solidão fez seu bem
Vai terminar seu refém

E a vida pára também
Não vai, nem vem,
Vira uma certa paz
Que não faz nem desfaz
Tornando as coisas banais
E o ser humano incapaz de prosseguir
Sem ter pra onde ir.
Infelizmente eu nada fiz,
Não fui feliz nem infeliz
Eu fui somente um aprendiz
Daquilo que eu não quis:
Aprendiz de morrer,
Mas pra aprender a morrer
Foi necessário viver
E eu vivi,
Mas nunca descobri
Se esta vida existe
Ou se essa gente é que insiste
Em dizer que é triste ou que é feliz,
Vendo a vida passar
E essa vida é uma atriz
Que corta o bem na raiz
E faz do mal cicatriz.
Vai ver até
Que essa vida é morte
E a morte é
A vida que se quer.

Fico arrepiada, hoje, lembrando dessas músicas e penetrando na tristeza e desalento que forraram meu coração de jovem.

Eram sucessos da época, bastante cantados entre os anos 1960 e 1970, mas havia tantos outros sucessos mais alegres... e eu, aluna de uma faculdade da PUC, num ambiente cheio de estímulos vibrantes, engajada no curso de psicologia e na maioria das atividades que envolviam o meio universitário, cheia de idealismo, entrosada com um grupo de amigas, até sedutora com os rapazes que me interessavam, não evitava os namorados que se acercavam, tinha tudo para olhar a vida com esperança e assim a olhava, cheia de sonhos, mas o sentimento mais forte que carregava era o medo de não ser realmente desejada e, em casa, de não ser aprovada em minhas escolhas e atitudes.

Ali pelos dezoito anos comecei a escrever poesias. Mais tarde juntei todas e mostrei a um amigo, que era artista plástico. Sem qualquer comentário, adiante ele deixou em minha casa um livro encadernado à mão e com todas as minhas poesias ilustradas por ele.

Aquele foi, certamente, um dos presentes mais bonitos e afetuosos que recebi até hoje. Wilson Roberto Alves: nunca esquecerei seu nome, seu rosto e seu sorriso, embora nunca mais o tenha visto. Sei que ele ganhou um prêmio por uma escultura, certa vez, e foi para a Europa – mas nunca soube se retornou.

Fiquei mesmo deslumbrada com aquele livro. Mas nem assim passei a crer que pudesse fazer muita diferença na vida dos que me cercavam.

Eu tinha amigas e amigos também, mas me via feia, desinteressante, chata mesmo, como meu segundo irmão não evitava dizer.

Apenas conseguia me ver valorizada pela inteligência ou, bem raramente, pela meiguice. Mas quando isso acontecia não durava muito, pois logo quem estava em cena se desinteressava, ou se cansava de minha voracidade: quando alguém se aproximava eu queria viver a vida toda em cada dia, como a me certificar de que era real o que estava vivendo.

Depois de construir sonhos belíssimos, eu não podia crer em sua realização. Então eu sonhava e acreditava no que queria acreditar. Era difícil, para mim, atentar às expectativas da realidade para me adequar ao que fosse viável e que me interessasse.

Havia também uma censura e uma repressão muito severas da família, que raramente aceitava o que não emergia dela mesma e raramente aprovava o estilo de minha geração. Eu tinha muito medo de me sintonizar com algo fora de casa e ali ser punida, como mais de uma vez aconteceu.

Se conhecia um rapaz numa festinha e no dia seguinte ele me telefonasse, por exemplo, o irmão (do meio) logo queria saber quem era e comentava: "eu vou ver quem é esse moço". Como num passe de mágica, sem que eu soubesse o que acontecera, o rapaz desaparecia.

Se me envolvesse em algum novo projeto, raramente recebia uma proibição clara, mas era questionada com todas as possibilidades de não ser bem-sucedida, ou era ostensivamente ignorada, o que para mim significava desaprovação.

Apenas papai me incentivava quase sempre, naquilo que eu ia tentando, com exceção dos namorados, com os quais ele nunca simpatizava.

Por isso eu acreditava no que queria acreditar e, não raro, me descobria equivocada.

Sempre extrovertida e esforçada, não me era difícil abrir espaços para frequentar ou partilhar. Difícil era acreditar que fosse bem-vinda. Conto nos dedos as situações em que me senti, em plenos vinte ou trinta anos, realmente feliz.

Só houve um dia, em especial, no qual não duvidei da alegria que vivi – e isso foi quando nasceu meu filho. Beijar aquele bebê que eu vinha trazendo e sentindo dentro da barriga, foi seguramente o momento mais lindo que tive nesta vida.

E ainda ali um temor me assombrava: o de não conseguir cuidar bem dele, ou não conseguir que minha nova família se equilibrasse.

Muito já dependia de mim, mesmo antes que meu marido adoecesse. Eu o queria bem, com certeza, mas às vezes penso se não nos casamos por desconfiarmos, ambos, que não conquistaríamos ninguém mais...

Minhas músicas preferidas, de então, refletiam a única realidade sobre a qual eu não me iludia: uma realidade interna, sombria e melancólica:

... Vida comprida, estrada alongada,
Parto à procura de alguém, ou à procura de nada...

Ou ainda:

... E essa vida é uma atriz
Que corta o bem na raiz
E faz do mal cicatriz,
Vai ver até, que essa vida é morte
E a morte é
A vida que se quer.

Quanta tristeza para se alimentar em plena juventude!

Como fosse inteligente e estudiosa, eu fui remando meu barco e conseguindo aportá-lo em bons espaços, aqui e ali, principalmente às custas do destaque intelectual que ia alimentando minhas ilusões de aceitação e de vaidade, confundidas com amor-próprio.

Se relermos o perfil emocional dos pacientes de câncer, no capítulo 7 deste mesmo livro, não poderemos imaginar história de vida mais típica.

Revendo hoje os valores que me nortearam até a meia idade, percebo como a insegurança me levou a ser centrada em mim mesma. Se, de um lado, abraçava ideias de justiça social e se me esforçava no sistema penitenciário por defender os direitos dos presos, não era só nos mais necessitados que eu pensava, mas muito também nas possibilidades de "fazer bonito", na ilusão de garantir minha própria aceitação.

Hoje posso ver, bem ao contrário, que semeava com muito mais frequência oportunidades de rejeição. Eu só sabia ser "a preferida", como fora para meu pai e era o que seguia tentando, não querendo ou não podendo reconhecer que quem quer ser preferido, acaba, por muitos, sendo apenas tolerado.

Quem luta por se destacar, em geral olha o mundo sob os prismas do "eu", ou preferencialmente busca a si mesmo, no mundo.

E aconteceu o câncer em minha trajetória.

E do primeiro ao último momento dos dois diagnósticos e dos tratamentos que precisei enfrentar, eu segui sozinha.

Até então, caminhar por mim mesma era, em geral, a opção de quem não sabia partilhar e queria, de fato, as vitórias só para si. Se não dava para me acreditar muito querida, que eu fosse pelo menos admirada...

Mas o câncer me mostrou um isolamento que ninguém escolhe, bem ao contrário: embora acostumada a batalhar sozinha por soluções necessárias, agora eu me defrontava com a angústia maior, o risco da morte que podia se impor, mesmo nos casos em que existem chances de cura.

E então, eu não fazia nenhuma questão de ser elogiada nem pela coragem, nem pela fibra, nem por nada. Como um simples ser humano, tudo o que mais desejava era algum abraço amigo e algum olhar compassivo que me aliviasse o medo e a ameaça de ser separada de meu filho.

Quase todas as pessoas mais chegadas já haviam falecido.

Quando pedi a duas tias que viessem passar uns dias comigo, ambas alegaram outros compromissos e acrescentaram: "Mas você não vai ter dificuldades, você sempre foi muito forte..."

Tão bom quanto sobreviver, eu penso hoje, foi descobrir que não precisaria mais viver como antes.

E mudou sensivelmente a escolha de "minhas canções".

No capítulo anterior já fiz menção à música de Almir Sater e Renato Teixeira, cujo estribilho canta a vida assim:

> Ando devagar porque já tive pressa
> E levo esse sorriso porque já chorei demais.
> Cada um de nós compõe a sua história,
> Cada ser em si carrega o dom de ser capaz,
> De ser feliz!

E ainda há a balada que mais gosto de cantar no repertório do Coral Carlos Gomes. É esta peça composta por Paulo Soledade:

Vê, estão voltando as flores,
Vê, nesta manhã tão linda,
Vê, como é bonita a vida,
Vê, há esperança ainda.

Vê, as nuvens vão passando,
Vê, um novo céu se abrindo,
Vê, o sol iluminando
Por onde nós vamos indo.

O arranjo para esta música, que cantamos no coral, foi composto para quatro vozes – eu estou enquadrada na "segunda" voz, não estou entre os solistas, mas tenho um prazer inusitado por ser capaz de fazer a minha parte, contribuindo sem atrapalhar o grande grupo...

Foi uma profunda mudança de valores, que fui processando à medida em que fui dando chance ao coração de se expressar expontâneamente e "sem segundas nem terceiras intenções". Daí veio o encontro de novas e tão diferentes canções, que expressam minha história de hoje, além de minha tão satisfeita "segunda voz".

Quando superei a quimioterapia, pelo segundo tumor que me acometeu, eu já comecei a refletir sobre as pessoas amigas que o câncer levara, aquelas que conhecera no hospital, e comecei a observar os sentimentos alheios, com igual intensidade com que atentava para os meus próprios.

Creio que ali eu comecei a renascer e a conhecer, de fato, a vida e a realidade, porque passei a querer "com-viver" com as pessoas.

Eu quis estudar e compreender os componentes emocionais do câncer, para lutar melhor contra a doença e para poder ajudar a outros, que também possam sofrer menos, se possível.

De repente, eu não queria mais suportar a solidão e não me importava mais em fazer bonito nem feio. Parece que o ser humano, afinal, descobre suas grandes verdades também por exaustão.

Do fundo daquela nova chance de viver, brotou com muita força, em mim, a crença de que eu mereço estar viva, pela bondade suprema de Deus e por minha determinação também. Ser aceita "pela vida" passou a ser tudo que mais importa, assim como fazer bom uso dela.

Foi então que eu voltei a estudar e a buscar chances de conhecer gente interessada em valores similares aos que eu ia, agora, elegendo sobretudo com o coração.

Quando a gente se refugia no universo dos sonhos, é como viver no plano virtual, no qual, aliás, as pessoas mergulham tão intensamente... O mundo da fantasia é uma grande elaboração mental, no qual as emoções não são processadas, de fato, pelo coração, elas são apenas representadas. O coração, ou o universo dos sentimentos, precisa da realidade para se expressar. *"Realizar-se" significa construir algo de bom, na realidade.*

Eu passei grande parte de minha vida sonhando, idealizando e raramente escolhendo os meios adequados para realizar o que queria, pelo medo apriorístico de não conseguir. *Vivia poesia em lugar de reconhecer a poesia real que está na vida.*

Escrever este livro na primeira pessoa, reconhecendo o que sentia, o que sinto e o que sentem aqueles que estão ao meu redor, foi talvez o melhor reconhecimento de meu espaço neste mundo.

A vida não é, afinal, uma tarefa na qual temos que nos sair bem. Tampouco é um desafio. Deus seria sádico, se fosse assim. Somos nós que encontramos e também criamos vários desafios, ao longo do trajeto. *A vida é um direito* no grande caminho de nossa evolução, ou ela é este próprio caminho.

Meu amigo Gerson, certa vez, me disse assim: "Antonieta, cada sujeito gramatical tem seu verbo respectivo. Veja: meta, a gente atinge – obstáculo, a gente ultrapassa – caminho, a gente pode mudar – saudade, a gente mata – sonho, a gente realiza – e vida, a gente saboreia! E não se esqueça que os verbos expressam ações."

Hoje eu noto que a vivência do câncer não trouxe, propriamente, mudanças em meus conceitos ou critérios racionais. Desses eu já tinha cuidado bem, em meio a tantas idealizações. *Foram minhas atitudes que começaram a se transformar.* Saborear a vida, por exemplo, foi algo que aprendi mais tarde.

Possivelmente, vendo minha vida ameaçada, eu comecei a buscar ações mais apropriadas aos estímulos que se me apresentavam – ou os verbos que se encaixam melhor a cada sujeito, como meu amigo comentara.

Mas para encontrar os verbos mais apropriados, ou as ações mais adequadas, nós estamos sempre usando os valores que aprendemos a escolher.

Quando voltei a estudar os "contos de fadas no processo de individuação", enfatizou-se muito que "nós mudamos, quando muda nossa visão da realidade". Creio que então eu me dei conta de que há um equívoco, na expectativa de que as pessoas amadureçam "de dentro para fora". Há um movimento nesta direção, certamente, mas tentem deixar uma planta sem luz ou sem sol, para ver se ela crescerá! Ela sabe se virar sempre na direção da luz, esta é a verdade.

Não adianta olharmos para dentro de nós, se antes não reconhecermos o meio que nos envolve e não tentarmos caminhar nele. É este esforço que traz os elementos para o enriquecimento de nossa vida interior e é deste esforço que devemos extrair as possibilidades para nossos sonhos.

Caminhar, sem enxergar bem por onde vamos, é um risco constante de tropeçar, cair, se machucar e seguir, sempre duvidando de nossas possibilidades de chegar onde queremos. Como na canção: "Caminhando sem saber onde chegar..." Por isso muitos de nós passam a vida sonhando e acreditando no que querem acreditar – para suportar os acidentes nos quais vamos, a cada dia, nos envolvendo.

Quando os adultos não se empenham, compassivamente, para que uma criança sobreviva, ela não pode mesmo olhar e ver bem sua realidade, sob pena de se tornar selvagem ou de desistir. A outra e comum alternativa, então, é seguir e ver apenas o que lhe convém perceber – é assim que se escolhe a alternativa dos sonhos nem sempre realizáveis. É assim que muitos potenciais são desperdiçados e que o medo cresce mais depressa do que a auto-confiança.

É assim que muitos de nós vão descobrir suas defesas e capacidades naturais, quando um vírus ou um tumor nos ameaça. Querendo viver, nós começamos a procurar melhor pelos recursos que nos faltam e a usar melhor aqueles de que já dispomos.

Todos nós dependemos dos estímulos externos para mobilizar, acordar os nossos potenciais e seguir em busca do que pode ser melhor em nossa vida.

O livro *Metafísica da saúde* expressa isso muito bem:

> O que ocorre à nossa volta até pode ter, como objetivo, mostrar algo que recusamos ver em nós. A natureza reproduz em nosso meio situações internas mal resolvidas, para que possamos perceber nos acontecimentos do mundo físico, o que não está bem em nosso mundo interno ou o que nos negamos a ver em nós mesmos.
>
> Ao solucionarmos as complicações à nossa volta, atingimos as causas internas e ao resolvermos estas, as condições externas também vão se normalizando.[13]

É comum ouvirmos de gente experiente e mesmo de grandes pensadores, que quando algo vai mal em nossa vida é sinal de que não estamos bem interiormente. Isso, porém, pode levar à ilusão de que nossa vida interna desenvolve-se apenas com esforços mentais.

E notem bem: é uma psicóloga e terapeuta que está aqui, afirmando isto!

Enquanto não nos abrirmos, numa postura compreensiva, para as experiências que a vida neste mundo põe e dispõe, enquanto não despirmos nossas considerações dos pré-julgamentos e pres-

[13] Valcapelli e Gasparetto, *Metafísica da saúde. Vol I.* São Paulo: Ed. Vida & Consciência, 2003.

supostos, que inadvertidamente associamos a quase tudo, serão poucas as chances de nos alimentarmos com o que há de melhor à nossa volta e com os grandes nutrientes da alma, necessários ao equilíbrio emocional, como é o caso do amor.

Aqueles mesmos pressupostos levam-nos, não raro, a desenvolver posturas excessivamente críticas, por vezes inclusive em nome da moral e da ética.

E toda crítica, quando muito severa, acaba por interferir até na nossa absorção alimentar: pessoas perfeccionistas podem enxergar os menores defeitos em tudo e perdem ótimas chances de se enriquecerem, mental e fisicamente, com as situações à sua volta.

Foi esta a grande mudança de postura e de valores, que o câncer começou a me ensinar: de "refém da solidão" e de "caminhante que retorna ao mesmo lugar", estou buscando ser uma interlocutora razoável neste mundo.

Quando a gente vê de perto o risco de perder esta vida e consegue salvá-la, sentimos fortalecer-se nossa fé em geral: a fé em Deus (para quem a tem), a fé em nossos melhores potenciais e a fé na vida, com a percepção de que *ela é um direito que nos cabe preservar*.

Ninguém precisa fazer nada para *merecer a vida*: ela existe e nós existimos como expressão da sabedoria e do amor de Deus. Mas depende de nós *fazê-la valer a pena*.

Tampouco *ninguém adoece por castigo,* entendo eu: doenças existem porque o ser humano ainda não é capaz de cultivar melhor sua saúde em todos os aspectos. Bastante confundido, o homem parece precisar da "sombra" para encontrar e valorizar sua própria "claridade".

Sendo a vida um direito e provavelmente o maior direito de cada um de nós, a trilha da saúde só pode se encontrar com a trilha da felicidade, ou seja, a busca da felicidade se confunde com o direito à vida.

Tudo que precisamos é escolher os caminhos mais apropriados para cultivar a alegria de viver. E esta escolha depende de cada um de nós. Esta escolha é fruto de uma aprendizagem, do uso mais saudável que pudermos fazer, inclusive, das doenças que nos atingem.

Houve entre nós um poeta chamado Vicente de Carvalho, que escreveu um sábio soneto sobre este tema e que termina assim:

> Esta felicidade que supomos
> árvore milagrosa que sonhamos
> toda arreada de dourados pomos
>
> existe, sim, mas nós não a encontramos,
> porque está sempre apenas onde a pomos
> e nunca a pomos onde nós estamos.

Aprender a viver – e reaprender a cada dia – não é um processo fácil, eu já o disse antes. Mas deveria ser nossa grande motivação, por encerrar a chance de encontrarmos a felicidade.

Até mesmo nós, os terapeutas, quando não temos claramente alguma fé, negligenciamos esta questão porque buscamos aliviar angústias, ansiedades, ajudar pessoas a desvendar e superar conflitos, problemas de relacionamento, mas raramente assumimos o objetivo de ajudar nossos pacientes a serem felizes.

Tradicionais teorias psicológicas, ao que tudo indica, nem consideram que a felicidade, em si mesma, seja viável – provavelmente porque não se trate de assunto abordável cientificamente: "é tão vago, tão relativo, quem pode controlá-la e medi-la?"

Felicidade não é, de fato, tema para a ciência – embora a ciência possa desenvolver recursos que simplifiquem o seu cultivo. A própria mente pode desenvolver recursos para a percepção da felicidade. Mas esta é certamente assunto da moral e da ética: são os valores que escolhemos, os critérios que adotamos em nossas ações, que podem nos abrir ou fechar suas famosas portas.

Alguém perguntará: "E as crianças que crescem ao abandono da fome e maltratos do mundo? Que chance podem ter de abrir as portas de sua felicidade?" Elas também têm, sim, as chances do coração e da razão para desenvolverem suas escolhas – e mais uma vez, expressando a sabedoria de Deus, as crianças costumam chegar a este mundo já buscando pelo amor.

As pedras dos caminhos do homem certamente justificam muitas tristezas e pesares, mas não esgotam a questão da infelicidade, porque são, ao contrário, nossas grandes charadas para o esclarecimento dos valores inerentes à alegria de viver.

O grande desafio de nosso amadurecimento emocional está, justamente, no cuidado de distinguirmos os fatores que levam ao sofrimento, daqueles que levam à alegria de viver e na busca dos meios para eliminar os fatores de sofrimento e cultivar os demais.

Também há quem confunda a busca da felicidade com egoísmo – e este é um dos perigosos enganos de algumas culturas e processos educacionais que ainda hoje valorizam o sofrimento!

Mas não se trata de um engano difícil de rebater, se observarmos que pessoas felizes são sempre mais flexíveis, sociáveis, criativas, amorosas, suportam mais frustrações e são mais dispostas ao perdão... características bem distintas do egoísmo.

A única utilidade do sofrimento está nos estímulos que ele pode desencadear para aprendermos a viver melhor, por pouco que seja o tempo que tenhamos pela frente. Como já afirmei aqui, o ser humano aprende, não raro, pela exaustão. A gente se cansa de sofrer e vai se tornando mais sensível às possibilidades (externas e internas) de cultivar a alegria, a menos que sejamos sequestrados por alguns distúrbios de comportamento.

Quando tive câncer pela segunda vez, eu senti mais cansaço do que medo. Então quis compreender no que minha personalidade poderia ter contribuído para que eu desenvolvesse dois carcinomas e mergulhei, em seguida, na pesquisa dos componentes emocionais da doença, o que resultou neste livro.

Lendo, em diferentes autores, que já existem conhecimentos suficientes para afirmar que as emoções positivas potencializam a saúde, enquanto aquelas negativas tendem a comprometê-la, não demorei a buscar o que pude para realimentar minha alegria de viver.

Creio que o segredo está em tentarmos olhar à nossa volta, buscando ver os fatos como são, compreendendo-os antes de avaliá-los, assim como às pessoas.

Se nos perguntarmos, por exemplo, "que necessidades levam cada pessoa a agir com age", poderemos tolerar muito mais experiências com muito menos desgaste, porque se fortalece nossa capacidade de perdão. E à medida em que melhora nossa capacidade de ver e de lidar com a realidade, só pode melhorar a qualidade de nossas emoções em geral.

Vejo uma grande lucidez em Sua Santidade, o Dalai Lama, líder religioso e político do Tibete, quando ele diz que o passo mais importante na busca da felicidade é a aprendizagem. Sempre que a vida nos traz oportunidades de percepções importantes, basta mantermos acordada a nossa disposição mental para aprender e estaremos cultivando nossos melhores sentimentos.

Se precisamos nos abrir ao mundo e às trocas humanas, capazes de nos alimentar à mente e ao coração, é muito mais de nossa própria mente e coração que se origina a felicidade, do que dos recursos que o mundo possa ou não nos oferecer.

Estar feliz é algo que depende muito de nossa atitude diante de cada situação: depende, por exemplo, de apreciarmos o que temos e não de só irmos atrás do que queremos ter a mais. A ganância é, por certo, uma das atitudes mais destrutivas e infelizes desta vida.

Muita gente confunde, também, prazer com felicidade. Claro que há muitos prazeres que temperam nossa felicidade, mas se ela só nascer das satisfações de nossos desejos, será sempre instável: num dia podemos ter prazer e, no outro, não.

John Watson, importante colaborador da pesquisa em psicologia, afirmava que somos dotados de três emoções inatas e primárias: o medo, a raiva e o amor.

A partir destes sentimentos básicos, desenvolvemos os demais, e isto se dá conforme os valores que associamos a cada sentimento.

O medo costuma ser o maior inimigo do amor, em minha opinião, mas se atentarmos a ele quando nos avisa de perigos à nossa sobrevivência, ou ao nosso equilíbrio, por exemplo, não lhe estaremos associando energias negativas.

Da mesma forma, a raiva pode ter razão de ser, ninguém há que não a experimente e quando a dirigimos contra algo que nos lesa, procurando evitá-lo, também não fazemos dela um uso destrutivo.

Em outras palavras, o amadurecimento vai nos ensinando a dar espaço para emoções como o medo e a raiva, de preferência em atitudes de auto-proteção ou de fortalecimento do ânimo, de modo a driblarmos o que possa nos ameaçar, como uma doença, por exemplo.

Mas existem outros sentimentos originados daqueles primários e que por vezes nos iludem quanto à possibilidade de aumentar nosso poder ou força e que só nos desgastam, além de desequilibrarem nosso intercâmbio com o meio. Refiro-me à mágoa, ao ressentimento, ao ódio, que só introduzem tristeza à nossa volta e em nosso interior.

Podemos portanto, a cada dia, buscar entre nossos valores o que alimentará nossas melhores emoções ou sentimentos, como o amor. E a este também eu aprendi a conhecer melhor, por meio de valores como a compreensão, a consideração pelo outro e a solidariedade, para os quais o câncer sensibilizou-me muito mais.

De fato, a maioria de nós passa grande parte da vida buscando o amor, fonte básica da felicidade, por certo, e tentando beber desta fonte. Mas à maneira das crianças, que se julgam o centro de seu universo, mesmo depois de adultos nós temos uma tendência a confundir "amar" com "sermos amados".

O sexo, por exemplo, que costuma ser um motivo inicial de atração entre as pessoas, também funciona como uma reedição da vivência infantil que nos levava a crer que éramos "um só com a figura materna" – em nossos primeiros envolvimentos sexualizados, buscamos no outro uma "fusão pelo sexo", que é a famosa paixão, relação de intensa dependência, na qual temos a ilusão onipotente de que "o mundo está em nossas mãos".

Esta ilusão, porém, costuma durar até o "primeiro espirro desajeitado" do parceiro ou parceira. Não se trata ainda de um verdadeiro "intercâmbio afetivo", em que cada um vê a si mesmo e ao outro, como são, ou no qual as diferenças não sejam empecilhos, porquanto descobrimos que "no ato de dar-se" reside a verdadeira alegria e que "no ato de fazer feliz" ao outro, por compreendê-lo e considerá-lo, está a grande magia do amor.

Portanto, a capacidade (amadurecida) de amar também é uma questão de valores.

Pessoas como eu, que cresceram sentindo-se frequentemente indesejadas, queimam muito de seu tempo com as amarguras da mágoa, as tiranias do medo e estes não nos protegem de nada, só fazem semear solidão. Em cada chance de relação afetiva, nós nos confundimos, tentando sugar do outro o que raramente encontrávamos, antes, de atenção e calor humano.

Mas um dia a gente se cansa do velho paradigma e algo, no meu caso o risco de morte real, nos leva a arriscar e a tentarmos ver no outro o que ele pode ter de bom em si mesmo – e não simplesmente para nos atender!

Então nós descobrimos o que depois se torna óbvio, ou seja, que pontos fracos não costumam destruir verdadeiras qualidades e que assim como nós, os outros também buscam as mesmas chances de serem felizes.

Quando nos damos conta de que "nossos semelhantes" assim são chamados porque são, basicamente, iguaizinhos a nós, entendemos que a criatura ao nosso lado precisa ser valorizada e atendida, exatamente como nós.

Não importa em que idade se desencadeie estas aprendizagens. O que importa é que, a partir daí, começamos a ser capazes de "com-viver", objetiva e subjetivamente, passando a escolher valores mais altruístas – e então, provavelmente, *nossas células não precisarão mais armar uma revolução em nosso corpo, como se este fosse para elas uma ameaça a ser vencida pelo câncer, por exemplo...*

A melhor melodia para minha canção de hoje está na harmonia da *capacidade de ser útil:* em minha casa, no consultório, entre os amigos queridos, entre meus sobrinhos, neste livro, no coral onde abro o coração por meio da música e da poesia. São estes os valores que definem, atualmente, meu segredo de felicidade – e, ao que tudo indica, eles são um substrato para minha própria saúde.

De sete em sete, uma pausa para crisalidar
(trecho)

Mais do que nunca, desejo a sabedoria contida nos famosos versos de Clarice Lispector: *Renda-se, como eu me rendi. Mergulhe no que você não conhece como eu mergulhei. Não se preocupe em entender, viver ultrapassa qualquer entendimento.*

Tenho vivenciado este período como se fosse me tornar borboleta. Só que antes de ser borboleta, é preciso ser larva, com toda a feiúra que lhe cabe. Sempre me encantei com a beleza das borboletas, especialmente depois de conhecer o processo pelo qual elas passam até que estejam maduras o bastante para romperem a crisálida e se mostrarem tão estonteantemente belas.

Durante a fase de crisálida, a lagarta é transformada em borboleta. Dentro das crisálidas ocorre o seu processo de crescimento. Esta rápida e brusca mudança é chamada metamorfose. Quando a transformação está completa, a crisálida se rompe e a borboleta sai de seu interior. Quando suas asas ficam esticadas e secas, ela está pronta para voar.

Enquanto larva, busco uma nova lucidez, um novo degrau dentro do meu coração; e a beleza e prontidão para o voo, no meu caso, têm a ver com a conquista desta clareza interior, que me revelará uma nova mulher e, certamente, uma nova escritora, já que escrever está para mim assim como fazer o mel está para a abelha.

Rosana Braga

Capítulo 10

VIVER, AGORA...

Conta a lenda que um rio havia atravessado, desde a sua nascente, planícies, montanhas, e vinha satisfeito de si mesmo, pois via que ao atravessar seu percurso, ia fazendo com que quase tudo à sua volta brotasse vida. Ele mesmo era vida e tinha um destino, que era o de chegar até o mar.

Atravessando mais uma planície, ele avistou um enorme deserto. Encheu-se de energia, avolumou suas águas e com toda a força, buscou atravessá-lo. Tentou várias vezes e ficou exausto, pois percebeu que suas águas, ao contrário de atravessarem as areias, eram absorvidas por elas.

Percebeu então que deveria conversar com as areias. Uma pequena brisa soprou e ele perguntou: "Vós que estais no deserto há tanto tempo e já vistes de tudo, como entendem suas dunas que eu possa atravessar e cumprir meu destino de alcançar o mar?"

As areias se movimentaram suavemente com a brisa e algumas dunas mudaram de lugar. O rio ouviu, então, vozes que lhe respondiam: "Nós sabemos como um rio pode atravessar o deserto" – o que o pôs muito contente e atento.

E as areias então disseram: "Logo soprará o vento; deixe-se levar por ele, pois com a ajuda do sol, ele transportará gota após gota de suas águas e o transformará suavemente em imensas nuvens, no céu; lá de cima, também com a ajuda do vento, você atravessará o deserto e quando chegar a outras planícies, cairá em forma de chuva, transformar-se-á novamente em córregos e riachos, mais adiante em caudaloso rio e assim cumprirá seu destino, chegando ao mar."

O rio, que não esperava aquela resposta, ficou confuso e ponderou que não queria deixar-se levar pelo vento, queria prosseguir em seu estado anterior e atravessar como era, pois vinha de muito longe, desde sua nascente, alimentando as terras com sua vida e trazendo água em abundância por toda parte; como poderia deixar-se transformar em nuvem para atravessar o deserto? Como poderia ter certeza do que seria lá adiante? Ele temia perder sua identidade de rio.

As areias lhe afirmaram que assim é há muitos milênios e se ele não se deixasse transformar no que era necessário para alcançar o outro lado, acabaria por transformar-se em pântano e morreria.

O rio ainda tentou lutar contra as areias, jogando suas caudalosas águas sobre elas, mas percebeu que seria inútil pois ao seu redor elas já começavam a absorvê-lo.

O vento começou a soprar cada vez mais forte, as dunas rapidamente mudavam de lugar e o rio sentiu que devia juntar sua coragem, para enfrentar a necessária travessia que lhe preservaria a vida.

Deixou-se então, aos poucos, ser levado pelo vento e foi descobrindo uma sensação extraordinária: o que sentira enquanto água ia se transformando numa expansão e como se fosse um sonho, ele estava lá em cima, atravessando e vendo todo o deserto. Era como se ele fosse muitos e, ao mesmo tempo, um só.

> Aos poucos ele foi recobrando as forças e sentiu-se novo, ajudado por outros ventos e outros rios que fizeram a mesma travessia.
>
> Mais adiante, alcançando uma planície, ele sentiu suas partes relaxarem, se liquefazerem e caiu em forma de clara chuva. Foi se acomodando novamente no solo, até que renasceu, em pequenas nascentes, riachos que foram se avolumando, como num despertar cuidadoso e, quando voltou totalmente a si, ele não era mais o mesmo rio. A travessia do deserto dera-lhe uma nova visão e compreensão, ele se sentia renovado e agora podia cumprir seu destino, unindo-se ao mar.
>
> Por isso dizem que nas areias escrevemos o nosso destino e elas descrevem, em sua imensidão, todas as travessias de todos os seres com suas metamorfoses, que são inerentes à vida.[14]

Foi assim também que aconteceu comigo. Sinto que hoje eu permaneço nesta vida, em parte, às custas do empenho que tenho tido para compreender o que o câncer estaria me ensinando, sobre a vida que ele pode destruir - exatamente como as areias dessa lenda, que poderiam consumir as águas do rio e liquidá-lo, mas lhe mostraram qual o segredo de sua sobrevivência: um esforço de transformação.

Quando era menina, como fazem muitas crianças, eu perguntava a meu pai como tinha sido feita, como tinha nascido. Ele me respondia que todos nós somos feitos por Deus e encontrados por nossos pais – e ele teria me encontrado entre as rosas, na feira de flores do largo do Arouche, no centro da cidade de São Paulo.

Como no conto da Branca de Neve, a menina tão idealizada, eu fui criada para ser uma rosa que se destacasse, no canteiro onde vivi e cresci, até me casar. Não bastava ser uma flor; esperava-se que eu fosse como a rainha das flores, esperava-se que eu centralizasse

---

[14] *A lenda das areias*, conto da tradição oral sufista.

atenções: e mesmo às custas dos espinhos, esperava-se que eu não me misturasse facilmente nos ramalhetes de que viesse a participar.

Afinal, deram-me até um nome de rainha... inspirado numa das mulheres mais vaidosas e prepotentes que a história conheceu!

Mas as crianças que são preferidas, de um lado, tornam-se logo rejeitadas pelos que se ressentem com seus privilégios e pode ser eventualmente cruel a batalha em defesa de sua trajetória. Assim, minha vida foi uma "campanha política" incessante, desde muito cedo estimulada.

Eu tinha que estar entre as melhores alunas, em todas as classes escolares, de preferência sendo a oradora da turma, tinha que fazer sucesso ao tocar piano, saber de cor difíceis poemas, dançar muito bem e sem pesar no ombro dos parceiros... o mais completo culto ao personalismo que pudesse ser desenvolvido.

Diz minha intuição que, em vida anterior, talvez eu tenha mesmo encarnado alguma personagem ligada à nobreza, o que, desta feita, deve ter facilitado muito o estilo de educação em que papai me envolveu: porque eu aceitei, sem titubear, todas as "candidaturas" para as quais fui indicada no plano real e no simbólico, como Branca de Neve, que mesmo no anonimato do bosque onde a deixaram, foi princesa entre os anões.

Ensinaram-me também a ser boa, a ajudar no que pudesse, a reconhecer a autoridade dos mais velhos e dos superiores, a ser gentil no convívio, ou seja, a *ser politicamente correta para ser aceita,* nos espaços onde tivesse participação.

Mas *não me ensinaram a aceitar,* com simplicidade, nada que ameaçasse as posições que eu ia galgando, mesmo as críticas que pudessem me auxiliar, porque críticas sempre podiam ser sinais de rejeição.

O ideal de ego composto por meus pais, para mim, foi um grande projeto de valorização pessoal e eu embarquei nesta ilusão de que, me destacando pela eficiência intelectual, seria aceita e amada.

Não demorei a descobrir que os que se destacam podem caminhar sós, principalmente nas situações ameaçadoras, como eu caminhei nos dois episódios do câncer. Os outros não nos poupam, quando nossas angústias aparecem. Afinal, nosso medo pode ser uma excelente desforra para os que se sentiram preteridos, quando éramos valorizados. As tendências vingativas do ser humano são bastante comuns, neste mundo, ainda que por mecanismos inconscientes.

Demorou mais, para que eu arriscasse a grande coragem do auto-perdão, na descoberta de que tenho direito de não conseguir tudo, sobretudo para bem impressionar aos outros e de que tenho o direito de buscar o que meu coração diz que é bom e bonito... a coragem de buscar e defender "minha própria canção", como fui aprender após o câncer.

Ainda sou suscetível a possibilidades de rejeição, embora já não me importem, em nada, as situações de destaque. Creio que algumas cicatrizes, por serem muito profundas, sempre "correm o risco de arder, quando o tempo esfria", como diz a tradição popular a propósito de ferimentos físicos.

E demorou ainda mais, para eu descobrir que a verdadeira aceitação do ser humano está na sabedoria divina, essência de nossa natureza, que renasce mais forte, se percebemos que das mágoas e rancores, nada de bom pode ser extraído.

Quando me vi tão amedrontada diante do câncer e pedi a Cristo que me socorresse, em cada cirurgia, em cada sessão de quimioterapia da qual saía tão fraca, voltando sozinha para casa, conseguindo porém chegar e me recuperar, então *senti* que todos nós temos o amor de Deus, ainda que nem sempre nosso desempenho, por aqui, seja maravilhoso. Basta que aceitemos seu amor e que o exercitemos, tentando compreender os outros, como desejamos que nos compreendam.

Estou me referindo a uma religiosidade vivida, que vai além daquilo que a razão atinge, porque aponta para um sentido mais profundo da existência e não apenas para os nortes que podemos teoricamente idealizar.

Eu me dei conta, afinal, de que o câncer não é nenhum castigo, embora traga muito sofrimento, mas, como todos os nossos sofrimentos, é um privilegiado caminho de autoconhecimento e de segredos do viver bem.

E já não tenho dúvidas de que *não é bastante* eliminar *tumores do corpo* das pessoas – é muito importante, paralelamente, *cuidar de suas causas e consequências em nossa mente*.

Como o rio na *Lenda das areias*, eu segui por trinta e quatro anos protagonizando a maioria dos enredos dos quais fiz parte. Tentei, e creio até que consegui, espalhar alguma vida por minhas margens, mas, em meu caso, este era geralmente o meio para preservar uma posição de destaque.

O primeiro terreno perigoso com o qual me deparei foi o casamento, que me impôs um leito de areia e pedras, deslocado das cercanias regulares que antes eu conhecera. Para preservar a família que quisera compor, tive que assumir longos anos de trabalho árduo e exilado, onde quase ninguém mais se interessava pelo que eu estivesse produzindo.

Foram anos arrastados, em que meu pai partiu e os distúrbios neurológicos de meu marido revelaram um prognóstico fechado. Anos de muita tristeza, nos quais eu seguia meu curso teimosamente, porque ainda a vaidade, confundida com amor próprio, não permitia que eu buscasse qualquer rumo que pudesse ser confundido com acomodação e fracasso.

E creio que o fracasso chegaria mesmo, se meu pai não deixasse por herança um bom potencial de ternura e amor sincero, então alimentado na relação com meu filho e uns poucos amigos – e se mamãe, aquela mulher pequena, rude e lutadora, não tivesse, ao enfartar, me revelado um simples e grande segredo: "Eu quero voltar para casa, porque você precisa de mim e eu preciso de você."

Naquela última frase que me diria, ela deixou a melhor pista para eu compreender que uma grande força do ser humano está em sua *capacidade de 'com-viver' e de ser útil*.

Tudo o que eu segui estudando, nas ciências humanas, no belo saber da filosofia grega, na mensagem de Cristo, nos preciosos textos da velha Índia, tudo foi me remetendo de volta àquela primeira pergunta importante que o papai me respondera: "todos nós somos feitos por Deus" e à última frase que mamãe me dissera: "eu preciso de você e você precisa de mim".

Quando me defrontei com o grande deserto, em minha vida representado pelo câncer, também me vi ameaçada de ser absorvida por ele e também tive medo de perder minha identidade (ou de enlouquecer), ao enfrentar, aparentemente sozinha, os recursos que se me impunham para o tratamento.

De fato, cada vez que acordamos de uma anestesia cirúrgica e que atravessamos uma sessão de quimioterapia forte, nossa mente não pode ouvir senão ao próprio corpo e nosso coração não consegue fazer-se entender senão por Deus. Mas Ele é a própria vida em cada um de nós e se atentamos ao seu silencioso sopro de amor, seremos sempre ajudados a atravessar por sobre o deserto de tantas provas, cujas areias nos ensinam tanto e do outro lado, ao vislumbrarmos nossas melhores possibilidades, podemos, como eu pude, descobrir nossa nova e saudável trajetória.

Hoje, aquela menina "que tinha sido encontrada numa feira de flores", conseguiu transformar-se em mulher madura. E se entre flores surgi, é entre flores que gosto de viver. Mas agora já não reivindico o lugar e nem o porte majestoso de uma rosa.

Prefiro agora o papel mais brando, simples e útil de uma boa "jardineira".

Posso até me lembrar que, no quintal da velha casa da rua Alcino Braga, eu, menina, já me atrevia a cultivar mudinhas de begônia que "surrupiava" na vizinhança, ou macinhos de amor-perfeito cujas sementes eram vendidas na feira em saquinhos ilustrados. Eu esquecia das horas, cantarolando em volta daquele pedacinho de terra com o qual mamãe não se importava. Portanto, já existia, naquela menina vaidosa, também uma jardineira. Só era preciso resgatá-la.

Hoje, já não é difícil reconhecer a sabedoria da vida, tratando de meus pacientes, os "ramos" que me chegam às mãos para que "encontrem o sol ou a chuva, para que aceitem a lagarta que se alimenta de suas raízes, mas também se faz adubo em outra estação e que os fortalece, para sobreviverem até ao granizo que eventualmente possa queimá-los"...

E esta jardineira segue ainda satisfeita por dar conta de um trabalho intenso, em geral anônimo, alimentando-se das boas trocas que agora é capaz de empreender num meio mais bem escolhido.

Ao contrário da rosa que temia misturar-se, esta jardineira faz sua parte no heterogêneo coral da espécie humana, consegue abrir a alma em canções de amor, aquecendo o coração no abraço do filho, do companheiro, dos amigos mais queridos, de sua pequena família, de sua canção escolhida, no poema real de cada dia...

Viver, agora

Agora,
Viver é refletir
no que foi bom ou ruim,
mas passou:
Para sonhar de novo
com o que pode ser bonito
e mais forte,
porque bem enraigado
num solo que conheça
limites e escoamentos.
Viver é arriscar
Passos novos,
onde haja a luz
do entendimento,
da paciência,
da consideração,
da ajuda,
do auto-respeito!
Viver é acreditar
na poesia e realidade
da ternura,
na energia de um sorriso calmo,
no poder da reconstrução
perene,
de cada dia.
Viver é até tremular
como a lágrima que brilha,
porque vem do coração
que aprendeu
a suportar o inevitável,
sem jamais desistir.

Antonieta de Castro Sá

APÊNDICE

No capítulo 4 deste livro, fiz considerações sobre minha vivência como paciente hospitalar, no caso um hospital público de São Paulo. Terminado o livro e quase já entregue à editora, "fui encontrada", numa livraria, pela excelente obra de Daniel Goleman, cujo título é *Inteligência emocional*. Afirmo que "fui encontrada", porque folheando este compêndio, que eu lera antes parcialmente, detive-me no capítulo onze: *A emoção na clínica médica*.

Desta feita, não só comprei o livro de Goleman como decidi resumir aqui, com destaques meus, o mencionado capítulo, como apêndice do meu trabalho, pois ainda não vi ninguém, com maior lucidez e clareza, discorrer sobre os componentes emocionais de doenças físicas e a responsabilidade médica na compreensão deste fato.

Trata-se de outro psicólogo, e este, Ph.D. pela Universidade de Harvard, discorrendo, sem o envolvimento emocional que eu tenho, sobre idênticas questões.

Garanto ao leitor que valerá a pena deter-se neste apêndice.

A EMOÇÃO NA CLÍNICA MÉDICA[15]

Na terra dos doentes, as emoções reinam supremas; o medo bane o raciocínio. Ficamos tão fragilizados emocionalmente quando doentes, porque nosso bem-estar mental repousa, em parte, na ilusão de que somos invulneráveis. A doença – sobre-

[15] Daniel Goleman, *Inteligência emocional*. Rio de Janeiro: Ed. Objetiva, 2001, cap. 11.

tudo uma doença severa – acaba com esta ilusão, desmentindo a premissa de que nosso pequeno mundo está protegido de qualquer coisa. De repente ficamos abalados, desamparados e conscientes de nossa vulnerabilidade.

O problema se agrava quando os médicos não levam em consideração o lado emocional do paciente, mesmo quando lhe dão toda a assistência clínica. Essa falta de percepção demonstra que a prática médica não está se dando conta de vários indícios que demonstram, muitas vezes, que a condição emocional das pessoas desempenha um papel muito importante na vulnerabilidade à doença e no processo de cura. De um modo geral, a moderna assistência médica não recorre à inteligência emocional... A tendência geral é para um universo profissional em que imperativos institucionais impedem que a vulnerabilidade do paciente seja considerada, e também a equipe médica se sente de tal forma premida que descarta esse tipo de questão. Diante da dura realidade de um sistema médico cada vez mais cronometrado por contabilistas, a coisa parece estar piorando.

Além do argumento humanitário que convoca os médicos para que dispensem, junto com o tratamento clínico, cuidados que envolvam a saúde emocional do paciente, existem outras razões convincentes o bastante para que esses profissionais considerem a realidade psicológica e social dos pacientes, como pertinentes à área médica, e não fora dela. Agora há argumentos científicos que demonstram, efetivamente, que *há ganhos para a eficácia médica*, tanto no campo preventivo como no tratamento de doenças, quando o estado emocional das pessoas é, juntamente com seu problema clínico, objeto de tratamento. A análise de dados referentes a centenas de casos revela que, cada vez mais, é *clinicamente vantajosa* a adoção de um padrão de assistência médica que inclua *a intervenção emocional no caso de doenças graves*.

Em 1974, uma descoberta num laboratório da Faculdade de Medicina e Odontologia da Universidade de Rochester redesenhou o mapa biológico do corpo: o psicólogo Robert Ader descobriu que o sistema imunológico, tal como o cérebro, é capaz de aprender. Essa constatação causou um grande impacto porque o saber que, à época, predominava na medicina era que apenas o cérebro e o sistema nervoso central podiam sofrer alterações como reação à experiência. A descoberta de Ader levou à investigação que resultou na descoberta de *miríades de formas de comunicação entre o sistema nervoso central e o sistema imunológico* – rotas biológicas que fazem com que se considere que *mente, emoção e corpo não sejam entidades separadas, mas íntimamente interligadas*. O campo que estuda isso, a *psiconeuroimunologia, ou PNI,* é hoje uma área médica de ponta.

Ser paciente num hospital é uma experiência tremendamente solitária e de desamparo. Mas alguns hospitais já começam a projetar quartos onde membros da família podem ficar com os pacientes.

Exercícios de relaxamento ajudam os pacientes a lidar com parte da angústia que trazem os sintomas, e também com emoções que podem estar provocando ou exacerbando esses sintomas. No Centro Médico da Universidade de Massachusetts se oferece aos pacientes um curso de dois meses e meio de meditação e ioga.

Finalmente, há o valor terapêutico adicional do médico ou enfermeiro sintonizado com os pacientes, capaz de ouvir e de se fazer ouvir. Esse tipo de conduta constitui-se na aceitação de que *o relacioanmento entre médico e paciente é em si um fator importante*.

Estas medidas são um começo. Mas a medicina deve levar a sério duas grandes implicações de suas descobertas científicas:

1 – Ajudar as pessoas a lidarem melhor com os sentimentos incômodos como a raiva, ansiedade, depressão, pessimismo e sensação de solidão é uma forma de prevenir doenças.

2 – Muitos pacientes podem auferir imensos benefícios quando a assistência clínica é acompanhada de assistência psicológica.

Muitos médicos continuam céticos acerca da importância das emoções de seus pacientes em termos clínicos, descartando qualquer sinal a favor como sendo trivial, folclórico, 'periférico' ou, pior, como exageros de alguns poucos que querem se promover.

BIBLIOGRAFIA

ÂNGELIS, JOANNA DE / FRANCO, DIVALDO. *O homem integral*. Salvador, ba: LEAL, 2004.

AUTORES DIVERSOS / POMPEU, LÍGIA (ORG.). *Saúde, trilha de transformação – uma jornada com o paciente de câncer*. Belo Horizonte, mg: INEDE, 2005.

CAJAZEIRAS, FRANCISCO. *O valor terapêutico do perdão*. Capivari, SP: Editora EME, 2005.

LEAL, UBIRACI DE SOUZA. *Um só caminho - evolução, saúde e reforma íntima*. São Paulo, SP: Editora Aliança; 2007.

LESHAN, LAWRENCE. *A basic psychological orientation associated with neoplastic diseases: psychiatric quarterly*. Journal of the National Cancer Institute, 22, 1961.

___________. *How to meditate*. Boston: Little Brown,1974.

___________. *The mechanic and the gardner: how to use the holistic revolution in medicine*. New York: Holt, Rinehart and Winston, 1982.

SIEGEL, B. LOVE. *Medicine and miracles*. New York: Harper and Row, 1987.

SIMONTON, O. C., SIMONTON, S. & CREIGHTON, J. *Com a vida de novo*. São Paulo, sp: Summus Editorial, 1987.

SOMAIL, SIMON. *Viver com o câncer*. São Paulo, SP: Editora Scipione,1990.

Varella, Drauzio. *Por um fio*. São Paulo, SP: Companhia das Letras, 2004.

WEINBERG, ROBERT A. *Uma célula renegada – como o câncer começa*. Rio de Janeiro, RJ: Rocco, 2000.

WEINSTOCK, C. Recent *Progress in cancer psychobiology and psychiatry*. Journal of the American Society of Psichosomatic Medicine and Dentistry, 24. New York, 1977.

YOUNES, RIAD NAIM. *O câncer*. São Paulo, SP: Publifolha, 2001.

ZAGO, FREI ROMANO, OFM. *Câncer tem cura*. Petrópolis, RJ: Editora Vozes, 1977.

Dados Biográficos

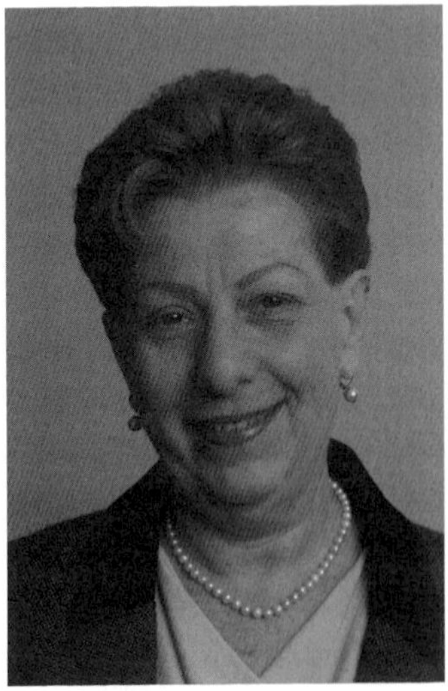

Antonieta de Castro Sá

Nascida e criada na capital de São Paulo, Antonieta é psicóloga formada pela PUC e especializada na área clínica, com enfoque psicanalítico e transpessoal.

Foi psicóloga do sistema penitenciário paulista por vinte e oito anos, onde atuou como assistente técnica da direção do Departamento de Saúde e também exerceu a direção do Centro de Recursos Humanos. Desenvolveu, entre outros, o Projeto Piloto, que deu origem à criação da Fundação de Amparo ao Trabalhador Preso.

Lecionou no curso de especialização em psicodiagnóstico, no Instituto Sedes Sapientiae e na Associação Palas Athena, em São Paulo.

Publicou anteriormente dois livros voltados à orientação de pais: *Crescendo com nossas crianças* e *O diálogo com a adolescência* – e deste, prepara agora a segunda edição, revista e ampliada.

Atualmente, dedica-se ao trabalho clínico particular para adolescentes e adultos, além de supervisionar colegas psicólogos e outros profissionais da área da saúde, sobre o âmbito psicológico do atendimento aos pacientes.

Após vivência pessoal de câncer, interessou-se pela questão dos componentes emocionais desta doença, o que estudou por quatro anos, por meio das mais diferenciadas pesquisas disponíveis, das últimas décadas.

Aquelas pesquisas, aliadas à escassez de textos brasileiros sobre o tema, inspiraram-na a escrever este livro e a desenvolver uma adaptação terapêutica, para orientação psicológica de pacientes de câncer, seus familiares e profissionais ligados à oncologia.

Amante da poesia e da música, Antonieta mantém-se também ligada à arte, escrevendo poemas e participando como contralto do Coral e Orquestra Carlos Gomes.

CONSULTÓRIO: Rua Leme, 51- Paraíso
CEP 04007-050 – São Paulo – SP
TELEFONE: 11 3885.3514

SITE: www.antonietadecastro.psc.br
E-MAIL: mariantocastro@terra.com.br

Leia também

Câncer e Família

de

Antonieta de Castro Sá

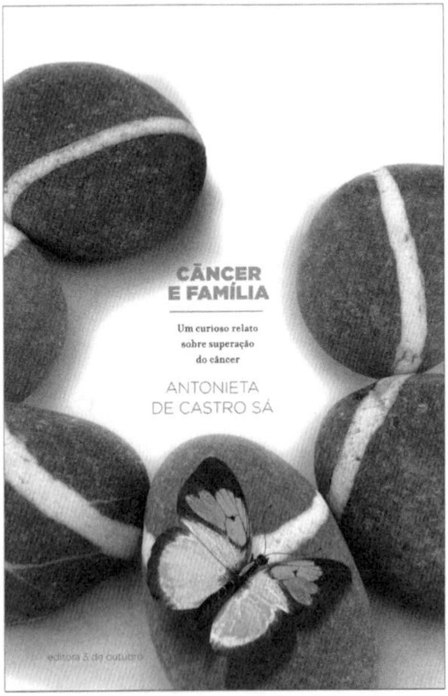

Psicóloga clínica, Antonieta especializou-se no atendimento de adolescentes e adultos. Adiante dedicou-se, também, ao estudo da psico-oncologia e ao tratamento de pacientes de câncer e seus familiares, preocupada com os traumas psicológicos que os atingem, de forma por vezes devastadora. Nesta obra, a autora expõe um resumo de largos anos de sua convivência, pessoal e profissional, com a estigmatizada doença.

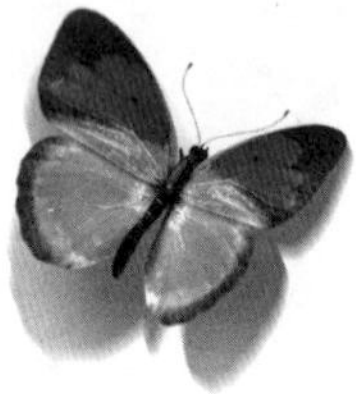

Esta edição foi impressa pela Edelbra Gráfica Lrtd., Erechim, RS, em formato fechado 140x210 mm e com mancha de 110x175 mm. Os papéis utilizados foram o Off-set 75g/m^2 para o miolo e o Cartão Supremo 250g/m^2 para a capa. O texto principal foi composto em Times 12/14,4, as citações em Times 10/12, as notas de rodapé em Times 10/12 e os títulos em Coperplate 22/26,4. A revisão foi feita por Darcy Aparecida Montes Naked. A programação visual da capa foi elaborada por Andrei Polessi.